富山の置き薬 中

発行
富山市

富山の置き薬

中

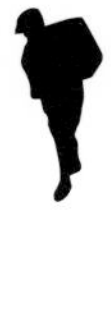

富山の置き薬 中

目次

文化・資料コレクション

装幀・本文デザイン　中村　聡（Nakamura Book Design）

「富山の置き薬」(中)の刊行に寄せて

富山市

このたび、「富山の置き薬」の続巻を刊行することとなりました。

上巻では、「富山の置き薬」の思い出をはじめ、主に富山売薬の始まりの頃、江戸時代から明治時代を中心に、製薬や行商の用具、薬の包装、売薬版画などを紹介いたしました。この巻では、上巻同様、多くの著名人のエッセイと、上巻でご紹介しきれなかった内容のほか、富山と全国とのつながり、文化面をお伝えします。

インターネットはもちろんラジオや新聞もない時代から、「富山の置き薬」を全国に届けた売薬さんは、「先用後利」と呼ばれるシステムによって、日本全国、そして海外へも薬を届け、「人とひと」とのつながりを築き、薬とともに、文化や情報を運びました。このシステムは、三世紀という時間を経て、現在にも引き継がれています。

一方で、「売薬さん」、「富山さん」、「越中さん」、「くすりやさん」と様々に呼ばれた「富山の売薬さん」は、著名人として語られることはほとんどなく、あえて著名にならなかったようにさえ見えます。なぜか。ここに富山の置き薬を運ぶ「売薬さん」の人となりを解くヒントがあるような気がします。

富山の県民性として、粘り強さ、質実さと新(進)取の気性(精神風土)を持つといわれています。これは、同時に「富山の売薬さん」の性質ともいわれています。だからこそ、「富山の置き薬」が全国に広がり、現在まで続いてきたのでしょう。

この気性は、富山のまちづくりにも生かされています。富山市は、第二次世界大戦において、国内最大規模の空襲により、市街地の約99・5%が焼失するという壊滅的な被害を受けましたが、戦後の復興は著しく、都市基盤の整備や産業経済の大きな進展をみました。現在では、日本海側有数の都市となっており、日本で初めて、国の「環境モデル都市」や「環境未来都市」、国連が掲げる「ＳＤＧｓ（Sustainable Development Goals 持続可能な開発目標）」の理念に沿った基本的・総合的な取り組みを推進する「ＳＤＧｓ未来都市」に選定されています。ほかにも、国連の「エネルギー効率改善都市」、ロックフェラー財団の「１００のレジリエント・シティ」、世界銀行の「都市パートナーシップ・プログラム」参画都市に選定されるなど、国内はもとより、国際的にも高い評価をいただいております。

さらに、富山では、時代ごとに創意工夫しながら、「置き薬」のもつチカラや強みを生かしてきたといえます。先用後利というしくみと精神は、現代のビジネスモデルやマーケティングモデルにもつながっていると考えられますし、薬業を核に関連産業や様々な産業の創生に寄与し、企業群の集積を作ったことは、現代のビジネス創造、産業クラスターのはしりともいえます。

富山市は、第二次世界大戦において、人命とともに貴重な資料も多く失いました。戦後70年以上を経過し、最も多くの売薬人が活躍した時代を知る人も年々減っています。このような中、この書籍「富山の置き薬」製作等にあたって取材を重ねたなかで、『くすりの富山』を次世代につなぐ、記録に残していくことは、富山だけではなく、日本の財産であり、また富山の責務でもある」という言葉をいただきました。

本巻では、エッセイだけでなく、「富山の置き薬」についてご紹介するコレクションにおいても、幅広く富山の方や富山にゆかりのある方々から執筆や資料提供のご協力をいただきました。まだまだたくさんの「富山の置き薬」の財産があるなかで、今回はその一部を紹介いたします。ご協力いただきました皆様に心から御礼申し上げます。

「出会いが効く富山の薬」（「効く」は「利く」とも）ということばは、「富山のくすり」をＰＲするイベントなどでキャッチコピーとして使われ、くすりはもちろんのこと、商いの上でも人と人とのつながりを大切にしたことを感じさせます。この書籍との出会いを通して、読者の皆さんに、「富山の置き薬」の良さ、文化とこころを感じていただければ幸いです。

富山と私

建築家
隈 研吾

富山というのは、不思議な場所である。立山という聖なる高い山と、富山湾という深い海にはさまれて、天と海底とを同時に感じることができるからである。自然界の両極を、富山にいくと、身近に感じることができる。その意味で富山は宇宙的な場所である。世界を色々歩いているが、このような場所は他に思い当たらない。

キラリ／富山市ガラス美術館、図書館は、その両極を感じられる空間を作ろうと考えた。ガラス美術館というプログラムは、その目的のためには、絶好のものだと思われた。なぜなら、ガラスというものは、考えれば考えるほど不思議な物質で、それは立山の頂のように軽やかに透明であり、かつまた、富山湾の深海の水のように、重く透明である。ガラスの製造、ガラスのアートが富山で盛んであることは、極めて自然なことであると思われる。

キラリでは建築の中心に斜めの吹抜けを作った。斜めの吹抜けというのは、建築物ではきわめて珍しい。吹抜けというのは、ローマのパンテオンの神殿の時代から、垂直であると決まっている。垂直の孔が天の光を地上へと誘導するのである。

しかし、キラリでは、敢えて吹抜けを斜めとした。建築法規をパスする難易度も、工事の難易度も、斜めであることでぐっと高くなる。それでも富山では、斜めにこだわりたいと考えた。

なぜなら立山と富山湾は、水平でもなく、垂直でもなく、斜めにつながっているからである。すなわち富山では天上と海底とをつなぐ宇宙の軸が、斜めになっているからである。その斜めの軸の中間点に、富山市が位置していて、その斜めがもたらす上昇、下降のスピード、そのダイナミズムを満喫できる絶妙のポジションに、富山の街は位置しているのである。

その斜めの宇宙を感じてもらうために、キラリの吹抜けは、斜めでなければならないと考えたのである。

これからの時代の中で、斜めであることは、必要とされるようになるだろう。20世紀とは、垂直と水平で支配されていた社会である。なぜなら工業化社会では、垂直と水平が最も扱いやすく、最もコストがかからない物の在り方だったからである。だから20世紀の街は、垂直、水平の箱が支配する世界となった。

しかし、自然界には垂直も、水平もない。すべては斜めである。大地は斜めの連続であり、水も斜面に沿って、流れ続けている。自然とは斜めの世界であり、富山はその斜めを体感できる場所である。これからの社会では、斜めが必要とされている。斜めの原理、斜めのダイナミズムが、必要とされてくる。

隈　研吾（くま・けんご）

1954年生。東京大学建築学科大学院修了。1990年隈研吾建築都市設計事務所設立。現在、東京大学教授。

1964年東京オリンピック時に見た丹下健三の代々木屋内競技場に衝撃を受け、幼少期より建築家を目指す。大学では、原広司、内田祥哉に師事し、大学院時代に、アフリカのサハラ砂漠を横断し、集落の調査を行い、集落の美と力にめざめる。コロンビア大学客員研究員を経て、1990年、隈研吾建築都市設計事務所を設立。これまで20か国を超す国々で建築を設計し、日本建築学会賞、フィンランドより国際木の建築賞、イタリアより国際石の建築賞、他、国内外で様々な賞を受けている。その土地の環境、文化に溶け込む建築を目指し、ヒューマンスケールのやさしく、やわらかなデザインを提案している。また、コンクリートや鉄に代わる新しい素材の探求を通じて、工業化社会の後の建築のあり方を追求している。2009年より富山市政策参与。

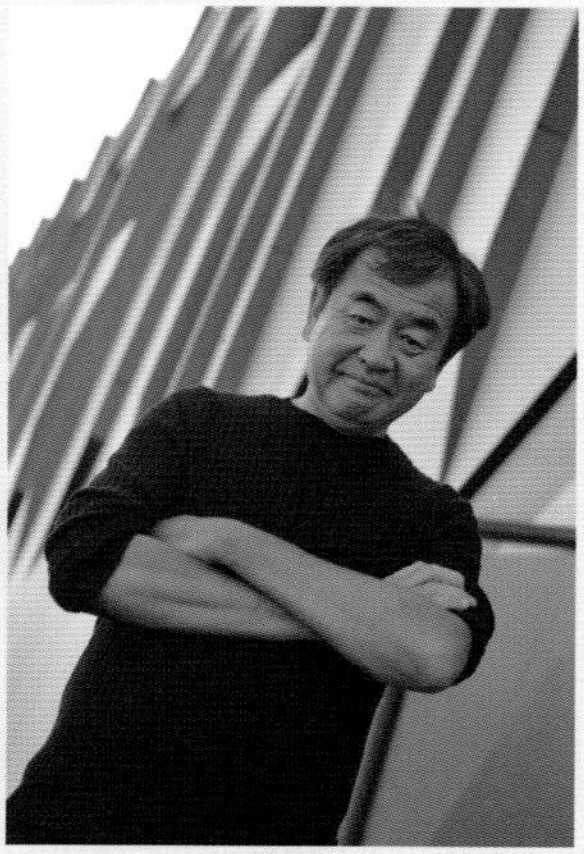

Photo © J.C.Carbonne

置き薬をめぐる話と

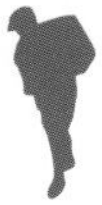

文化・資料コレクション

【富山の置き薬の用語について】

本書では、一般的に富山で使われている用語分類を基本としています。業としては、「売薬（業）」「置き薬（業）」「配置薬業」、人としては「売薬さん」「売薬行商人」「売薬人」「薬売り」などです。売薬という言葉は、地域や時代、使われる場面により様々な意味を持ちます。これは、富山では売薬という言葉が「配置、先用後利によって薬を売ること、またその業に携わる人、業」と広い意味で使われているためです。

ただし、本書のエッセイ中では筆者の考え方や地域的な表現を考慮し、「富山の置き薬」「富山の薬売り」「富山の薬屋さん」等の名称が登場します。

蜃気楼のような

村松友視

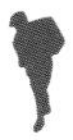

私は一九四六年（昭和二十一）から一九六三年までを、静岡県の清水市（現・静岡市清水区）ですごした。現在《いま》ならば〝ちびまる子ちゃん〟と〝エスパルス〟だが、その当時のイメージは清水次郎長ゆかりの清水みなとだった。私が清水にいたのは小学校へ上る直前から高校卒業までの十三年間くらいということになる。

その清水で私は祖母との二人暮らしで育てられたのだが、小学校四年の頃から、〝越中富山の置き薬〟が家をおとずれるようになった。たいてい男性だったような気がするが、玄関を遠慮して茶の間に面した方の庭から顔を出し、挨拶をすませたあと背に負った大きな風呂敷包みを縁側に置く。祖母は遠い親戚をねぎらうように、茶を出しありあわせの駄菓子を新聞紙にくるんで渡し、しばらくのあいだ何はともない話をしていたような気がする。

私は、卓袱台に頬杖をついて、〝富山の置き薬〟の人と祖母が話す様子を、ぼんやりとながめていた。それがつづくうち、ノーシン、トンプク、反魂丹、葛根湯などの置き薬の不思議な名前をおぼえてしまった。昔風の薬の紙包みも、子供の目には新鮮だった。〝富山の置き薬〟の人は、前の年の紙袋を点検して勘定をすませ、新しい紙袋に今年用として選んだ置き薬を渡し、私にもちらと目を向けながら祖母に挨拶をして帰って行ったのだが、同じ人が毎年やってくるのかどうかについての記憶はおぼろげだ。

どのような心もようの中で、〝富山の置き薬〟の人をねぎらいをもって迎えていたのかは定かではないが、祖母はその年に薬を置きに来る人を同じ人のように迎えていた。

喘息とリウマチに悩まされていた祖母は、体のぐあいがわるくなると、清水の家が建っている土地の持ち主でもあった、近くにある病院のエガワ先生の往診を受けていた。私も小学校三年生くらいまでは、腺病質なタイプで、熱を出しやすく風邪もひきやすい子であったため、学校を休むほどの病状になるとエガワ先生に診てもらっていた。

そんなわが家にとって、〝富山の置き薬〟は、エガワ先生の診断を受けるまでもない病状のための日常的常備薬……いまで言えばサプリメントと医者の薬のあいだみたいな役どころだったのではなかろうか。私も何度かトンプクやノーシンを飲まされたおぼえがある。

祖母は、柱時計の下にぶら下げてある、太い竹でつくった団扇さしの脇に〝富山の置き薬〟の紙袋を貼りつけていた。その紙袋から頭痛の薬を取り出すとき、祖母は大事な手品の道具を探るような表情をつくっていた。これを飲んでおけば大丈夫だからね……と念を入れるような顔でもあった。

高校を卒業すると、私は東京で下宿暮らしをはじめた。そして冬、春、夏の学校の休みのときだけ清水の家へ帰ることになるのだが、そのあたりで〝富山の置き薬〟体験は終ってしまった。おそらく、私の留守中も〝富山の置き薬〟の人は清水の家へやって来て、祖母が茶を出し駄菓子を渡してねぎらうシーンはつづいていたのだろう。そのシーンは、私の目の中に富山湾の蜃気楼のごとく心もとなくゆれながら、なつかしさをもって時おりよみがえるのである。（作家）

お客様との絆

——この仕事を始められたきっかけは。

私の祖父が富山の置き薬、売薬の仕事を始めました。私が三代目。祖父の時代は周囲に売薬さんが多くいて自然とこの仕事に就《つ》いたそうです。祖父は主に北海道と秋田県に行っていました。高齢になってきて回れなくなり現地の人に譲りました。父は祖父と一緒に仕事をしながら、若い時に宮城県を新規拡張しました。富山県内にもお客様を増やし、それを私が引き継ぎました。

私は今、富山、石川、宮城の三県を廻っています。富山県内を廻商《かいしょう》するのは一、二、七、八月。石川県が四、六、十、十二月。宮城県は三と九と五の半分と十一月の半分。大体年間を三回、三箇所に分けて廻ってますね。得意先（*）にほぼ年二回の割合。

東日本大震災では私のお客様も二、三十軒、津波で家が流されました。預《あず》け箱《ばこ》も流されていってしまった。お客様の大変さを考えると、その流された薬の代金の請求はいたしませんでした。新しく箱のセットを作って活用してもらっています。私たちにも少なからず損失はありましたが、お客様は「配置薬箱があったから元気だったよ」って震災以降言われます。「富山の薬屋さんがわざわざ宮城県の田舎の村部まで年に二回来てくれるのはありがたいよ」って言うお年寄りの方は増えました。災害が起きた時に、富山の行商人との絆っていうのも、現地の人とまた深まったんじゃないかなと感じてますね。

＊預箱が置いてあるお客様

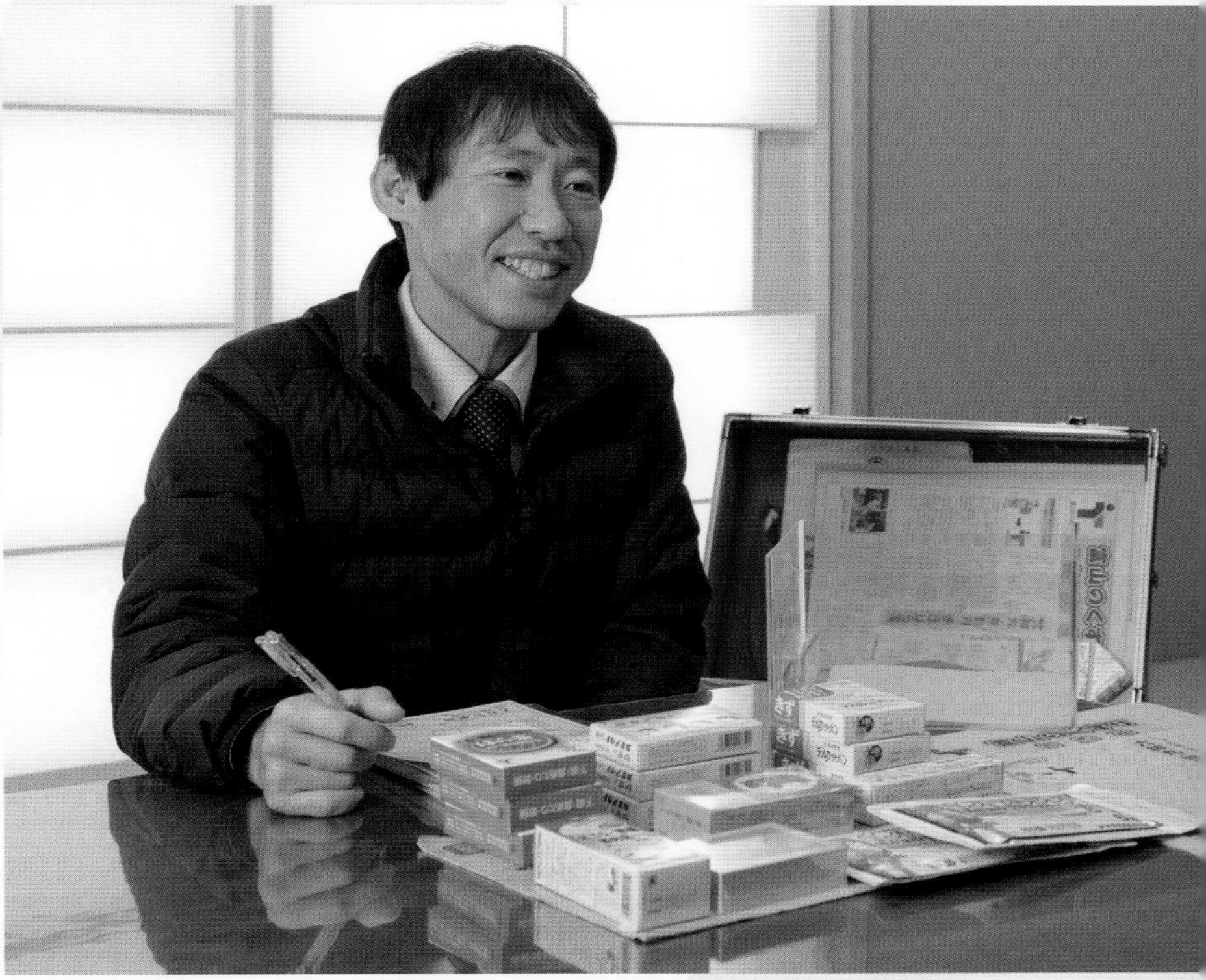

三代目の中屋如貴さん

中屋如貴（なかや・ゆきたか）

1976年生まれ。富山市在住。配置販売業は祖父、父と続き3代目。富山県配置薬業青年連合会会長、全国配置薬青年連合会会長を務めた。宮城県で仕事をしているときは、楽天イーグルスの試合を観戦に行くのが趣味のひとつ。

わたしと〈富山の置き薬〉

齋藤愼爾

山形県酒田市の北西三十九キロの沖合いにある飛島《とびしま》──昭和二十一年七月、私は満州から引揚げて来て、その島で中学時代までを過ごしている。島は父の出生地であった。低い台状の島は海蝕崖《かいしょくがい》をなし、崖下の平地に人家が蹲《うずくま》るように並んでいる。当時、二百戸あった戸数も過疎化で今では半分以下に減ったらしい。

私がいた頃はランプ生活で、毎朝、ランプの火屋《ほや》を磨くのはもっぱら私の担当。発電機装置で電灯がつくようになったのは三十五年だったか。島には雑貨店、衣服店、薬屋、本屋など、およそ店と名のつくものが、二十七年頃まで一軒もなかった。必需品は酒田から木造の連絡船で運ばれる。

観光客もなく、訪れるのは秋祭りの季節に旅芸人の一座と越中富山の薬売りぐらいのものであった。薬売りは薬剤の配置販売のためである。二十数種もの薬を詰めた薬箱を先渡しして、年に一度、使用済みの分だけの代金を受け取り、残品は新品と交換し、さらに補充するのだ。

しかし折角の配置販売方式も、この島ではうまく機能しなかったのではという気もする。島民は漁業を生業としているといっても、夏季に若布《わかめ》、烏賊《いか》釣り、栄螺《さざえ》取りぐらいで、荒天が続く冬季は漁に出られない。現金収入の目処が立たない。高価な薬代の捻出は不可能なのだ。身近に薬箱はあるものの、めったなことでは服用されることはない。行商人はそれでも残品を引き取り、新製品を置いていく。

旅芸人の一座は、一夜限りの興行を終え、翌日、島を去る。薬売りは全戸をもらさず訪ねるため、二、三日は残らなくてはならない。それだけで同族意識めいたものが生まれる。薬売りは薬剤師とも医師の代理人ともいえるような存在である。島民にとって命の恩人ともなる人間である。だから島を去るときは、多くの島民が見送りに港に集まる。乗船した彼が船縁から海に血痰を吐き出すのを見たことがある。薬売りといえど病むことがあるんだと、痛ましい気がしたことを覚えている。

高校入学後、偶々、田宮虎彦の小説『足摺岬』を読むことで、あの富山の薬売りと再会することになる。主人公の大学生の「私」は身も心も疲れはて、自殺をしようと足摺岬にたどりつき、お内儀《かみ》と娘とがやっている清水屋という旅館に泊まる。そこで出会うのが、年老いた遍路と行商の薬売り。薬売りは「これで、じきに治るぞね」と言い、丸薬を差し出す。

「その薬代を払う金がない」と拒む「私」に老遍路は「おぬしは飲めばよい」と返し、「のう、おぬし、生きることは辛いものじゃが、生きておるほうがなんぼよいことか」と言葉をつぐ。幾日か続いた雨が上がり、薬売りは、つぎの町へ発つ。「私」をじっと見て、耳もとで小声で、「薬の金がいるもんか、おぬしはそれを心配して薬をのもうとせなんだつうが、そんな気兼ねをするで死にとうならあね」と言い、声高に笑うのであった……。

私は一度だけ田宮虎彦氏と電話で話したことがある。昭和六十三年三月、氏が自殺する二週間前のことである。

(俳人)

お客様との時間

——一軒あたりの滞在時間はどれくらいですか。

十八年やってると、お客様の家庭事情が色々分かってきて、親しくなります。健康に関する相談だけでなく、子どもの話や孫の話にも耳を傾けます。玄関先で仕事をする場合は二十分から三十分くらいでしょうか。お客様のお宅に上がって、お座敷に通されて、お茶菓子を出していただくこともあります。薬のことや世間話をしていると、あっという間に一時間経過していることもありますね。

一日にせめて十四軒くらいは回らないと年間通しての日程が消化出来ません。朝のうちに準備、段取り、効率的にを考え、日々十四軒程度を廻れるように、毎日の仕事に取り組んでいます。

最近なんですけど、メーカーの都合で作らなくなった薬があるんです。その薬は七十代、八十代の方がよく好んで服用される薬だったんです。私の石川県能登半島の顧客は高齢者が多く、この薬の服用率は結構あったんですね。お客様が必要とされている薬がなくなってしまうのは残念でなりません。

今の時代、製薬会社も配置薬の販売業者も大変厳しい時代と言われます。私たちは商品あってこそ出来る仕事です。今まで以上に、製販（*）が共に知恵を出し、協力しながらやっていきたいですね。

＊製薬業者と販売業者

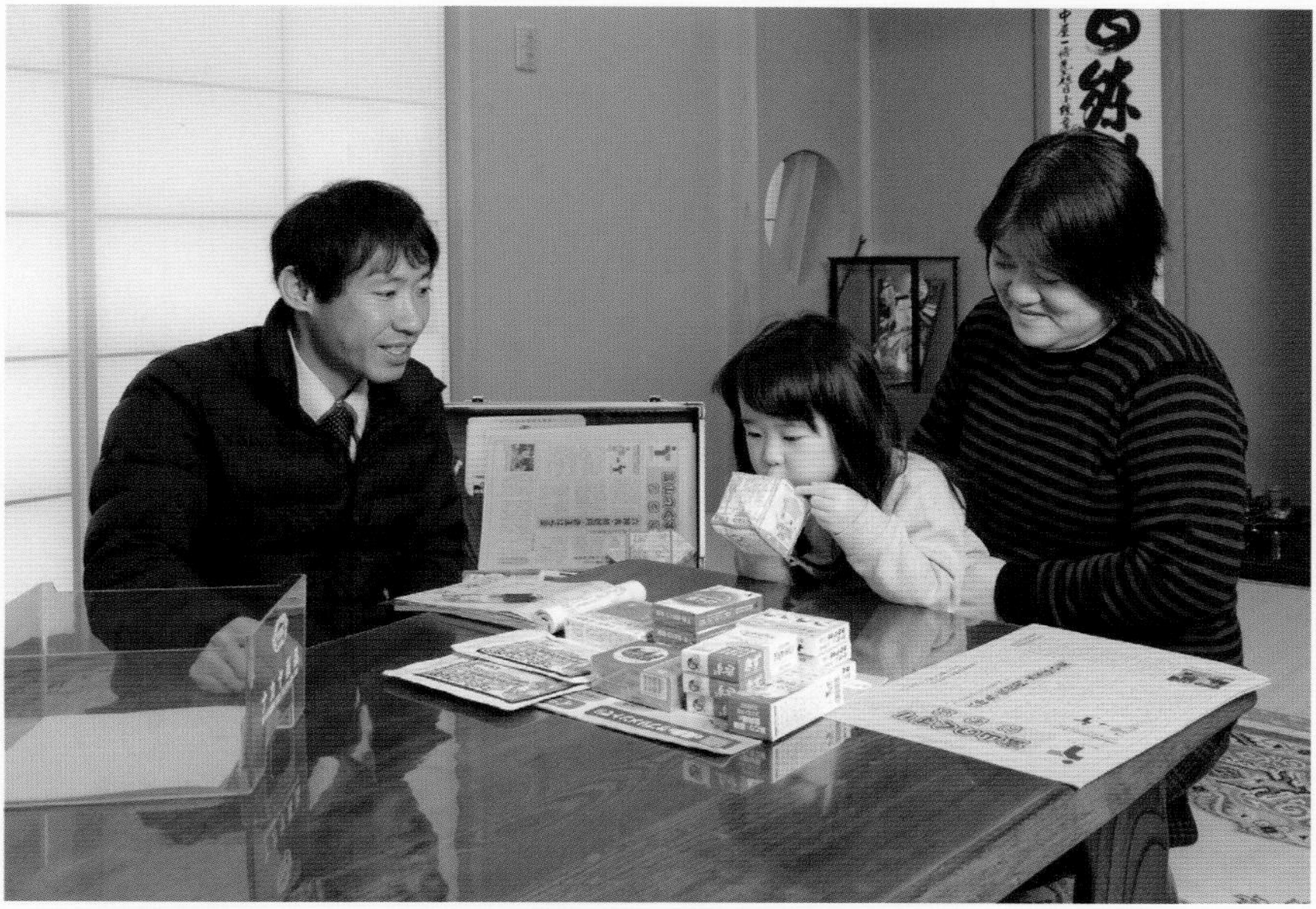

おまけの紙風船は今でも人気、子どもがいるお客様へは欠かせない。

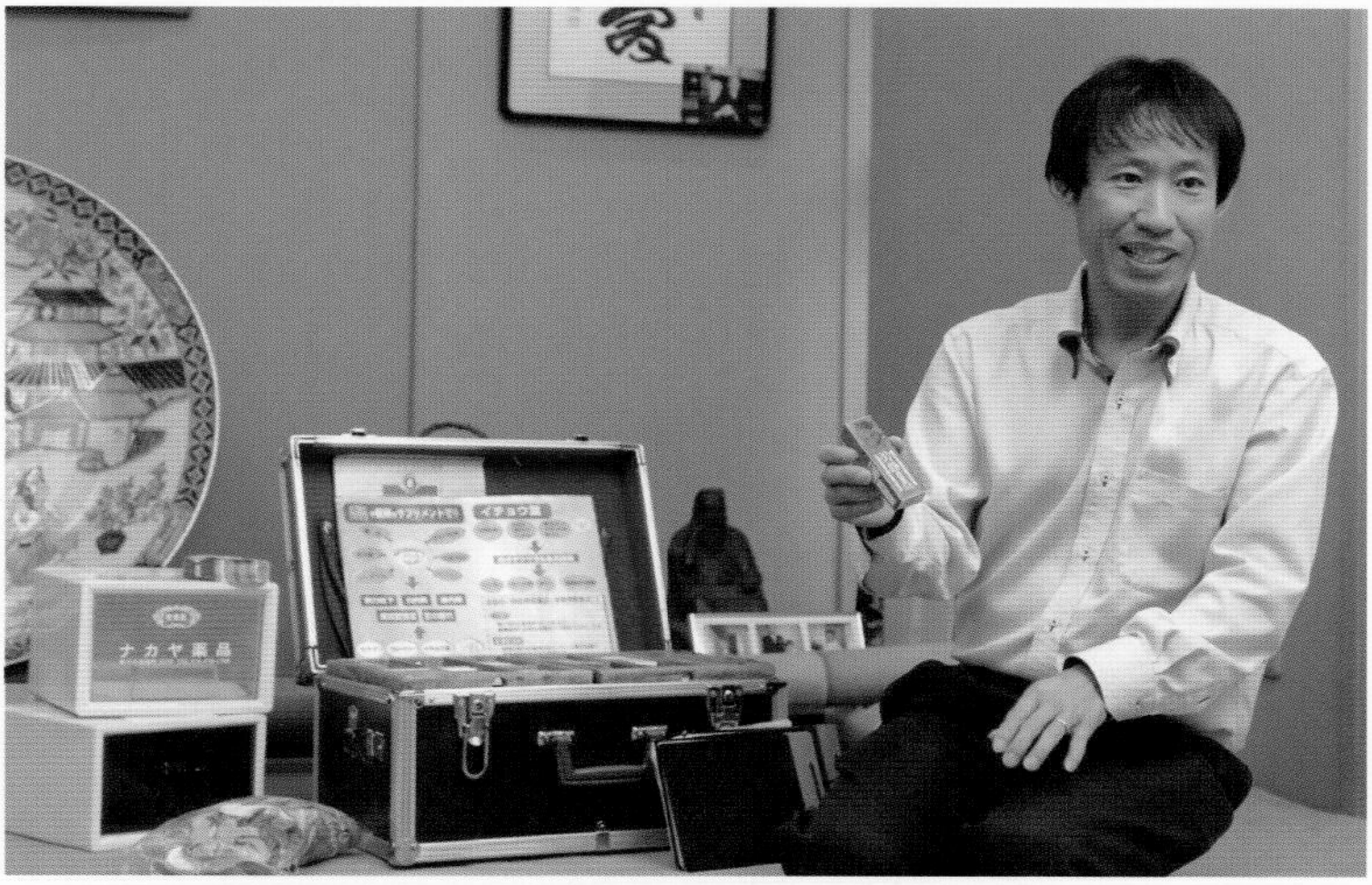

薬の利用具合や家族の様子を聞きながら薬を選んで、お客様に説明をする中屋さん。

私は今でも富山の置き薬

五大路子

私は横浜に住んでいますが、今でも富山の置き薬を愛用しています。現在は定期的に電話が掛かり、家にある薬箱をそのまま渡すと足りない薬を補充して下さる。そして今でも必ずあの紙風船をおいていって下さいます。実はこの紙風船、子供の頃から大好きで、ふぅーっと息を吹きこむと折り目のついた紙がスルスルファーッと広がり、ふくらんでアッという間に四角い風船になる。これを空《くう》に向け、ボンボーンとついていると、自分の中の色々な物がはじけ風船と一緒に飛び上がるのです。私は故郷からの演劇発信の目的を持った「横浜夢座」の座長を務めていますが、その任務の大変さにヘトヘトになる時や舞台の稽古につまった時、この風船に思いっきり息を吹きこみボンボーンと両手で交互につく。つき終ると頭と心の中が楽になるのです。ですからこの紙風船は私の心の浄化器です。

思い返せば私が生れた時から我が家は「富山の置き薬」でした。母も子供の頃から愛用していたと聞きました。私と母にはこの薬への深い想いがあります。それは現在九十四才の母が三十才、兄勝男が八才、私が四才の時でした。私達の家の前には横浜線が走っており十二時になるといつも蒸気機関車が通るので兄と一緒に手をふると運転手さんが手をふってくれるのがとても楽しみでした。それが夏休みがあけて新学期がはじまったばかりの九月、その横浜線の踏み切りで友達と自転車に乗っていた兄が事故にあったのです。亡くなった兄を想い、立ち上がれず、母は自分も死んでしまおうと思っていたと今も語ります。家の前の畑で涙をポトポト落としながら草むしりをしていると、四才の私がそっとのぞきこみ「かあちゃん、ポンポンいたいの？　これのみな」とくすり箱から熊の胆をもってきて、泣いている母の手を持ってその手のひらに薬をのせたそうです。母は今でも言います。「その時こう思ったのよ、生きなくちゃ！　この子やおなかの中の子の為にも、生きる！」そう思ったそうです。この時、富山の薬が母の命を救い、私達家族を助けてくれたのだと思います。

最近、祭りや演劇フェスティバル、旅行で富山にはまり、訪れる事が多くなりました。駅の売店で「富山の薬」を見つけ、手にするとアッという間にタイムスリップして、今はいない父に、母や弟達と叱られながらも賑やかに食卓を囲んでいた家族の笑顔を思い出します。そして、脇の棚の上にいつも置いてあった赤っぽい富山の薬箱が目に浮かび、あの皆の笑い声が一瞬、心の中に蘇ってくるのです。

（横浜夢座座長・女優）

仕事で使用している道具

――薬箱は専用のものを作られているんですか。

元々売薬は屋号があっても普通は自分の名前は入っていませんでした。私は家業を継いだ時に社名入りの箱を作りました。お客様の家に置いてある預箱が傷んできたり、古くなってきたときに取り替えています。桐の木箱は丈夫で、薬を保管しておくにも湿気も含まないので私のお客様でもまだ木箱で置いてあるお宅もあります。ただ、今はプラスチックの素材が主流です。お客様から時代の流れで、「木箱からプラスチックに取り替えて」と言われることもあります。

紙風船は今でも大事な小道具です。特に年配の方には、「懐かしい」と喜ばれます。土日に行ったら、たまたまお孫さんが遊びに来ていて良い団欒《だんらん》の助けになったりします。

私のトランクは、私が二十五歳で家業を継いだ時に父が使っていたのを引き継いだものです。基本的に全部新しい薬が入っています。訪問した時、預箱の中を確認し、使用していた薬を補充し、期限が短くなった薬を新しいものに入れ替えします。

薬の中身だけでなくてデザインとかパッケージも大事です。例えば絵が描かれた風邪薬。時と共に中身の成分は変わらないけれどデザインが変わることがあります。そうなると、「デザインが変わると効かなくなる気がする」というお話をされる方もいます。

顧客のデータ管理は、私は現在も懸場帳《かけばちょう》を使用しています。ただ時代とともに、パソコン等の活用も考えています。

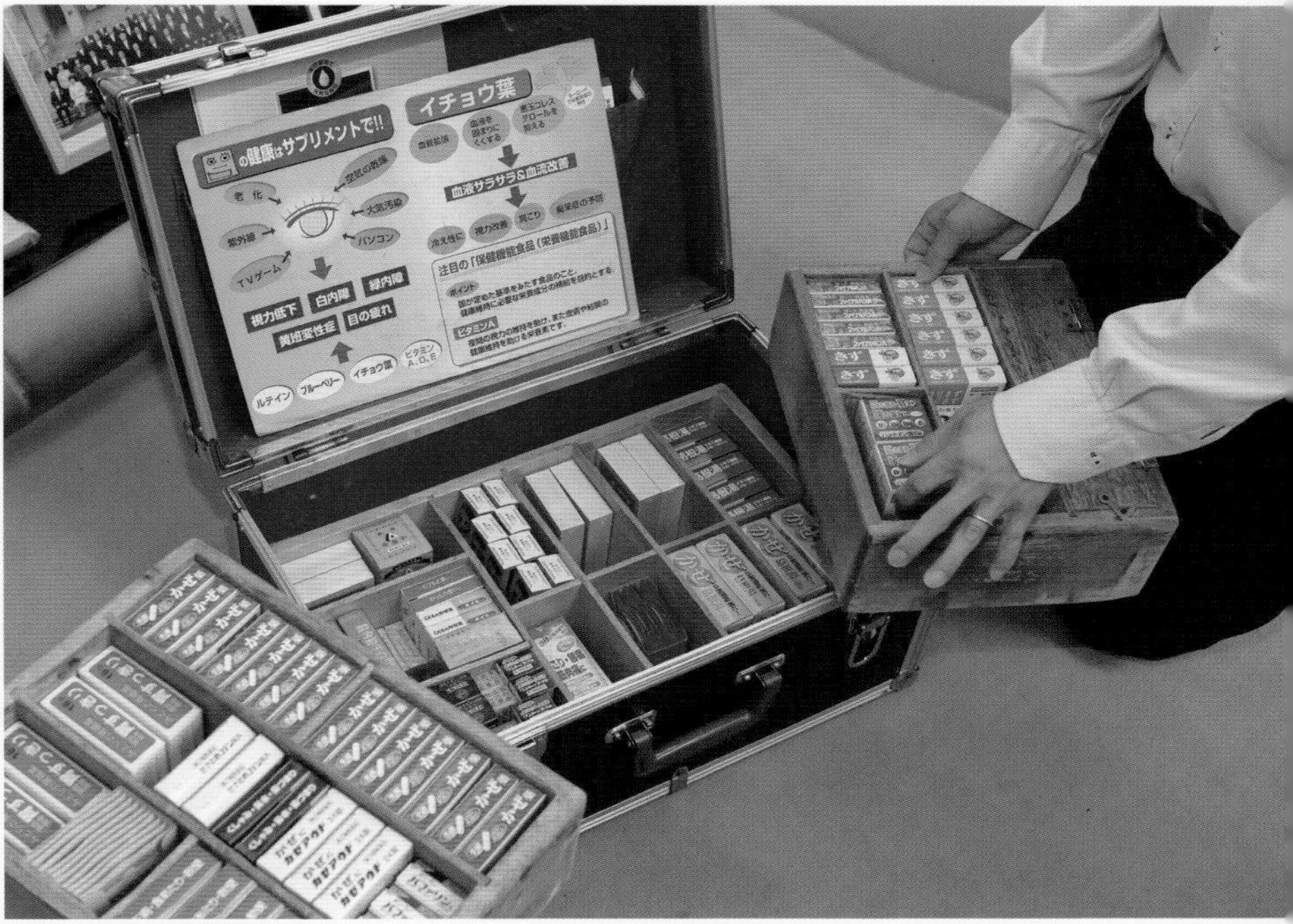

薬がきれいに分類された中屋さんのトランク。

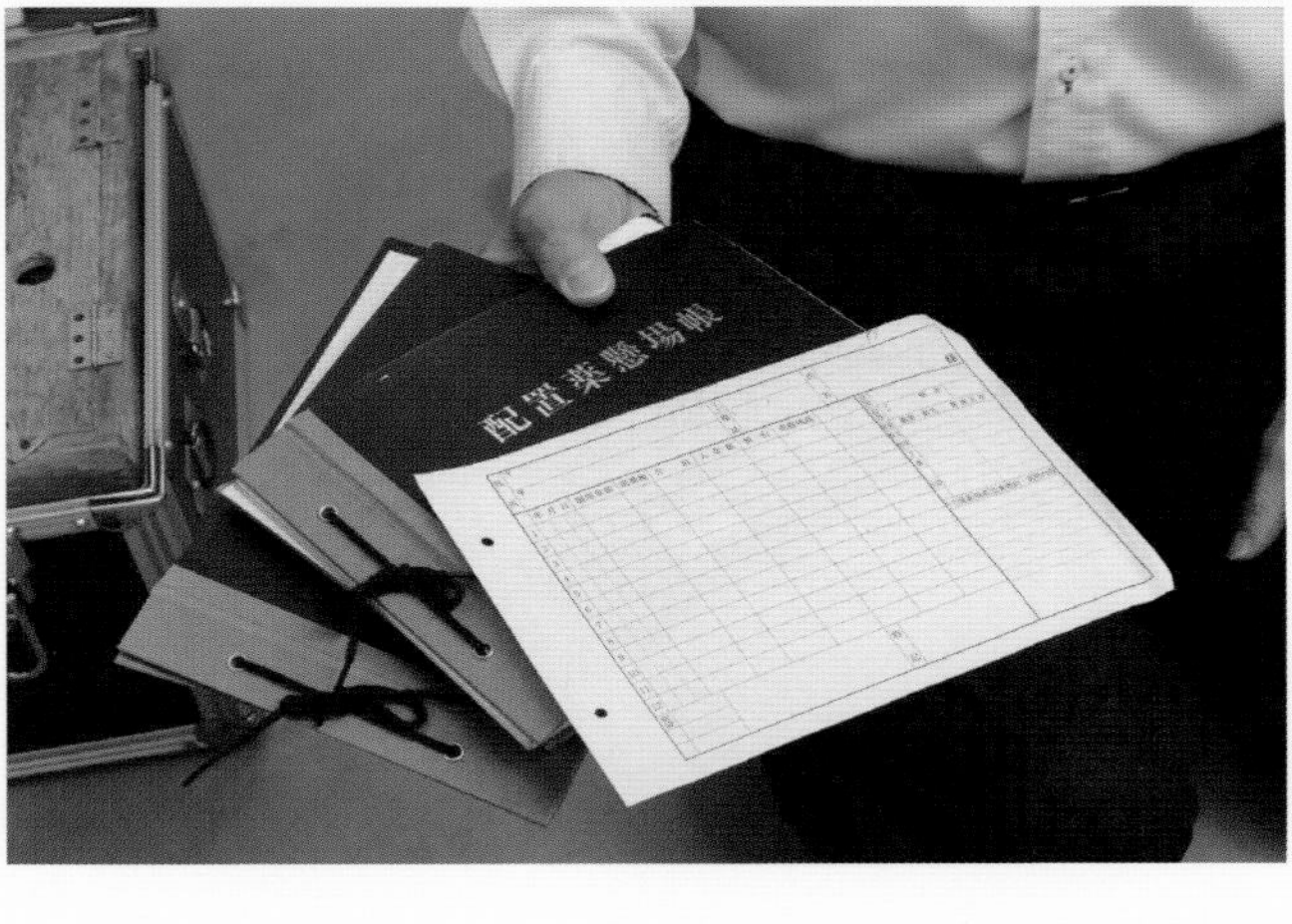

「配置薬懸場帳」には得意先の名前、住所、訪問日、配置した薬名と数量、集金高や繰越金などが記されており、この蓄積された情報で訪問先の特徴も分かります。

私と「富山の置き薬」

林家木久扇

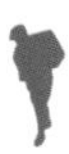

私の生まれは東京の下町日本橋の久松町、子供の頃よく唄っていたのが、越中富山の万金丹のウタ！

〽ハナクソ丸めて万金丹！
それを買う奴あんぽんたん
それをのむのもあんぽんたん

これを近所の子供達とよく合唱していたのを思い出すが、子供の世界でも「越中富山の万金丹」は有名だった。

万金丹とは富山独特の薬のことで、我が家にあった桐箱入りの置き薬、毒消しの効能があり、腹痛を治めるので有名なことは、後になって知った。

毒消しで想い出したが、私の中学生時代にＮＨＫラジオ日曜娯楽版の中で宮城まり子が唄った〝毒消しゃいらんかねー〟の歌詞（三木鶏郎　作詞作曲）にも

〽わたしゃ雪国薬うり
あの山越えて村こえて
惚れちゃいけない他国もの
一年たゝなきゃ会えやせぬ
目の毒、気の毒、河豚の毒

あゝ　毒消しやいらんかね

とあって、富山の置き薬は一年に一度、薬の使用加減の清算をして、不足分の薬をたしてゆき、家々を訪れていたようだ。

幼時の富山の薬売りのおじさんは、紙の風船とかの外にも、いろんなオマケをくれた。金払いのいい江戸ッ子の祖母を気に入ってか、色刷の浮世絵の富士山と三保の松原とか、湯呑み、ぬりのお箸等をおじさんはくれた。

私の落語のファンで、農家の人、富山県射水市に住むYさんは、農閑期には富山の売薬（県下医薬品配置販売業）の認可を持っている、現在七十歳代の富山の薬売り。中学校卒業後から医薬品問屋で奉公したベテラン。置き薬は一番の売れスジが赤玉（下痢の薬）だそうで、他に風邪薬、胃薬、気付け薬、キズ、ヤケドのぬり薬。利益が多いのが強壮剤で、原産地は中国。最近は動物の珍種不足で原材料不足とのこと。あともうかるのがドリンク栄養剤なんですと教えて下さった。

元気な頃は宿をきめて、月に五百軒～六百軒の家庭を自転車でまわっていて、飛騨高山から三重桑名迄足をのばしましたと自慢していた。

「薬九層倍とヤユされて、原価一〇%、利益九〇%なんて言われましてね。今は全国で五千人位の薬売りがいますが、戦後スグは職を求めて何万人もいたものです……」

とお話を伺って、いろいろと勉強になっている私だ。

元禄の昔から今に伝わる富山の薬売り。懸場帳というものが宝で、その記帳には優良顧客、売れ薬の種類、今でいうデータベースになる資料がギッシリ書き込まれ、お見合いの資料にもなるというのだから面白い。

落語の「んまわし」、「反魂香」等に万金丹は出てくるが、これだけ奥の深い「富山の薬売り」、新作落語にして是非高座へかけよう！

（落語家）

知識を育む

――どんな風に情報や知識を取り入れられていますか。

登録販売者試験制度が平成二十一年に始まり、薬の勉強をし、試験に合格して仕事をしています。同時に一年に一回、私たち配置従事者（売薬さん）には、研修が義務づけられています。そこでしっかり勉強して、新しい商品が出来たときにはメーカーの営業マンに話を聞いたり、今ではインターネットもありますし、自分なりに情報を調べています。

（一社）全国配置薬協会が、かなり事細かく医薬品の成分だとか、売薬の心構えだとかを記載したテキストを作っていますので、参考図書として積極的に活用しています。このテキストの内容をしっかりと理解しておくと、お客様への質問に答えやすいです。また、「富山のくすり知恵袋」という情報紙を配り、お客様に読んでいただいて、健康づくりに役立てていただいています。

――次世代を担う子ども達に向けて何かありますか。

薬業は言ってみれば富山の伝統産業、地場産業ですが、世代が若くなればなるほど親しみにくくなっています。

もっと「富山のくすり」を知って貰うとか、取り組み自体は、素晴しいことだと思います。「懐かしい」とか、「昔あったわね」とか過去形になるのは寂しいことです。良いものを作って宣伝するのであれば現在進行形で未来志向でやっていかないと、と思います。

小学生で薬の知識を勉強する機会があれば、その子ども達が、将来くすりに携わる仕事をしたいということにも繋がると思います。すばらしい教育です。

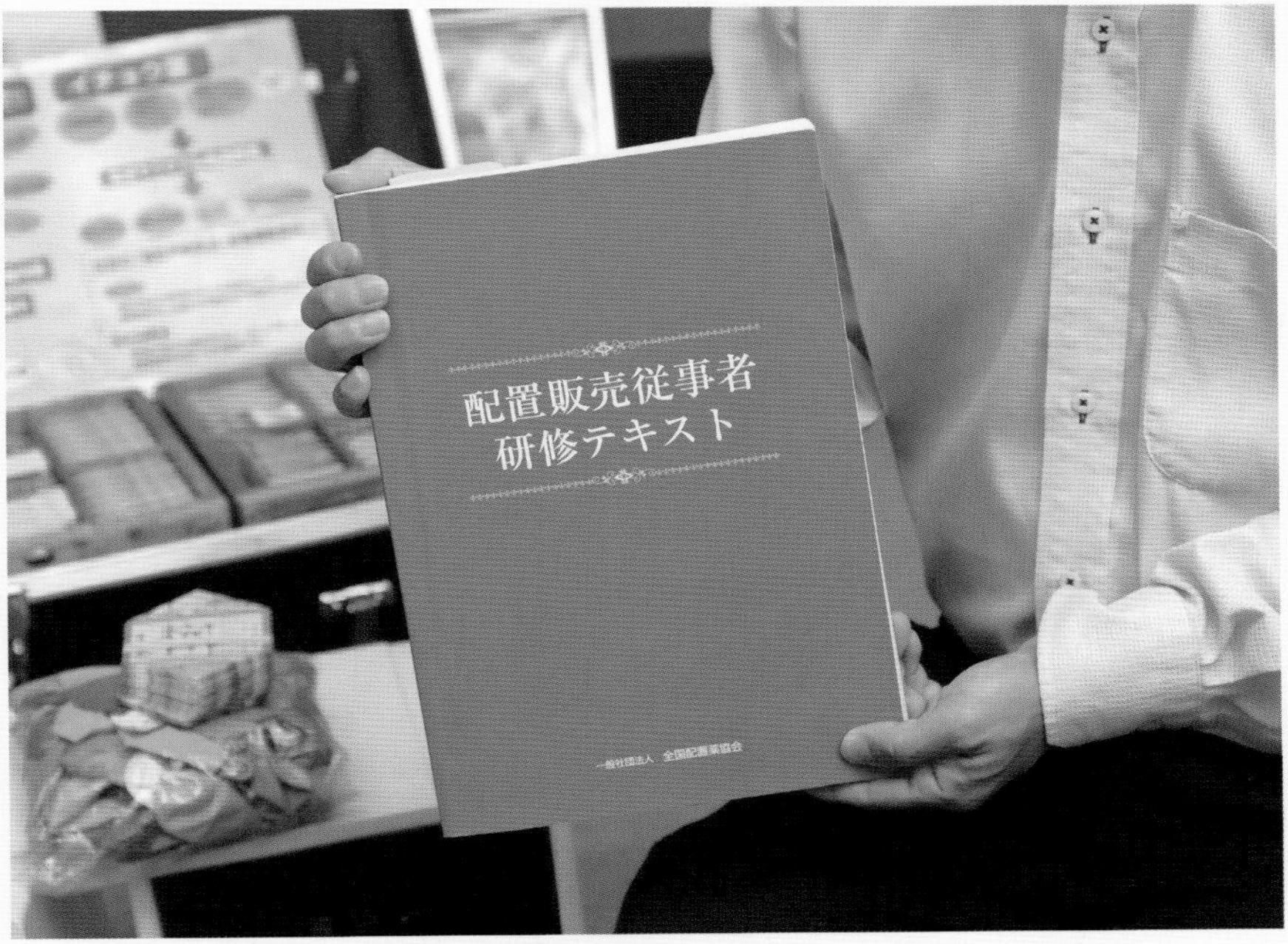

売薬さんのバイブルともいえる「配置販売従事者研修テキスト」。

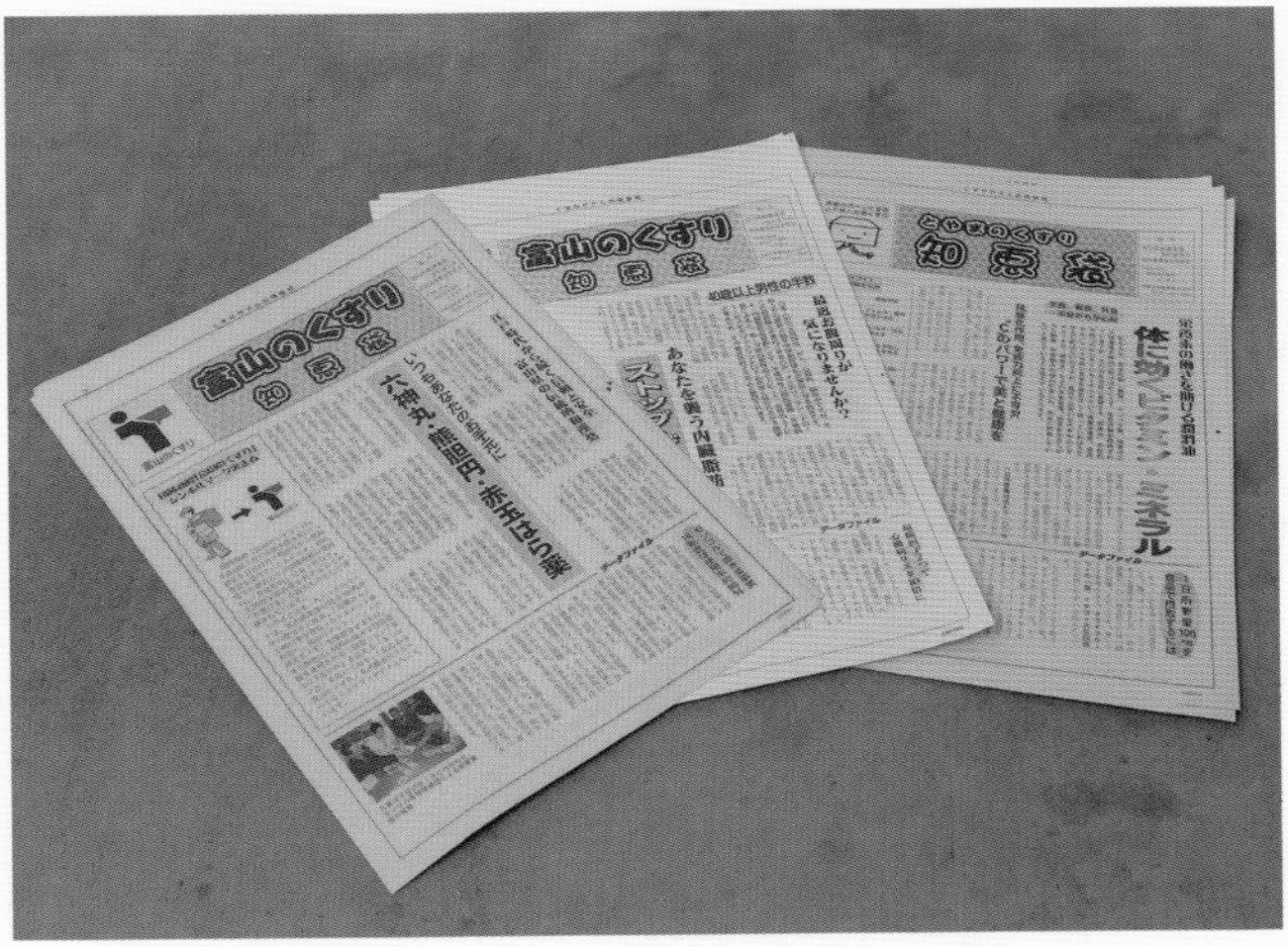

得意先に配付している情報紙
「富山のくすり 知恵袋」。

薬のような都市になる

伊東順二

私の父は医者だった。長崎の父の実家も、親戚たちも七、八割は医業を営んでいた。だから幼い頃は一年中薬の匂いに囲まれて育ったと言っても過言ではない。その匂いには様々な香りが含まれていたが私にとっては自分の家を感じさせる心安らぐ匂いだったのである。特に江戸時代から続く父の実家には薬の調合薬局や薬草園や果樹園もあったので全ての香りが自然や通ってくる近隣の住民と調和してなんとも和やかな環境を生み出していた。今では科学的側面と効率性のみに注目が集まる医学だが医業とはそもそも人間と自然の関わりから生み出されたものだ、と今でも思っている。日本で写真術を開拓した上野彦馬写真館が写した明治、大正期の実家の写真が残っているが、制服の看護師たちも患者の方々も当時は珍しく笑顔で写っていることがその記憶をとどめている。

六十年ほど前、私の故郷の諫早市に大水害が起こり、街は全滅し数年間両親とも離れて暮らすことを余儀なくされた後、ようやく戻った新しい家で出迎えてくれたのも薬の匂いと街の人たちの笑顔だった。

そんな経験があるから、十数年前森市長から富山市のコンパクトシティプロジェクトを伺った時最も感動したのはその中心に薬草園を建設しようとする計画だった。昔は富山県のことは知らなくても富山の置き薬は知っている、というくらい薬と言えば富山だった。今でも産業的に富山県の中核を担っているが、企業が大きくなったり、薬屋さんが多かったりというだけでは足りない。薬の原点である自然の癒しを見える化すること、そしてそれを新しいまちづくりの真ん中に据えること、そこに感動を覚え市のコンパクトシティビジョンの成功を確信した。なぜなら、街を作るということはパズル的な工学や論理的な科学式を完成するだけでは足りない。そこにその土地にしか生まれない文化の原点を見据えることが重要であるからだ。それこそがその地域を唯一無二のものにする。かつて、長崎県美術館の創設館長を担っていた時、励まし続けてくださった世界有数の現代美術コレクターで旧福岡シティ銀行の頭取として多くのベンチャー企業を育てられた故四島司氏は常々若手経済人たちに「政治や経済に浮き沈みはあるけれど、文化に浮き沈みはない。だから地元に貢献しようと思ったら文化につぎ込みなさい。」と語られていた。文化は人の心が生み出す活力であると言えると思う。薬が体を癒すように、文化は街を癒す。

今、私は富山の薬ビンに端を発する富山市ガラス美術館の名誉館長を務めている。この美術館の創設を森市長から建築家隈研吾と共に依頼された時、私は建設のキーワードに「透き通る」という言葉を掲げた。それは街の骨格はビル群で埋め尽くされるとしても、この薬ビンに端を発する美術館は街を突き抜けて新しい文化を形成しながら幻の香り高い薬草園と結びつき、どこにもない豊かな癒しの文化を作り上げて欲しいという願いからだった。

「富山で休もう」は地場自体が自然の癒しの薬に満ちているからこその言葉であろう。だからこそ、富山市には日本を癒す薬のような都市になってほしい。

（美術評論家）

反魂丹伝説

「反魂丹伝説」を読む①

富山売薬は、三〇〇年以上の歴史がありますが、その起源についてはよくわかっていません。ただし、富山では売薬の起源を語る、「反魂丹《はんごんたん》伝説」と呼ばれる話が知られています。

主な内容は、名薬反魂丹は備前《びぜん》（岡山県）の医師万代常閑《まんだいじょうかん》から富山藩第二代藩主前田正甫《まさとし》に伝わったこと、正甫は城下の薬種商松井屋源右衛門《まついやげんえもん》に反魂丹を製薬させたこと、八重崎屋源六《やえざきやげんろく》が西国方面へ行商したこと、反魂丹の伝来に富山藩士日比野小兵衛《ひびのこへえ》が関係していること、また正甫が江戸城に登城した際、急病の大名に反魂丹を与えたところたちどころに治り、それをきっかけに富山売薬の販路が全国に広がったことなどです。

これらの話は、あくまでも伝説と考えられていますが、登場人物は現在も富山売薬の祖＝薬祖として尊敬されています。

では、江戸時代にはどのような話として伝わっていたのでしょうか。ここでは、江戸時代中期の宝暦《ほうれき》九年（一七五九）に記された「松井屋《まついや》源右衛門《げんえもん》書上《かきあげ》」、江戸時代後期の嘉永《かえい》三年（一八五〇）に記された「妙国寺《みょうこくじ》願書《ねがいがき》」などの現代語訳を紹介します。

まず、「松井屋源右衛門書上」（『富山売薬業史史料集』所収）から見てみましょう。

備前国岡山に、長崎生まれで移り住んできた医師、岡山浄閑《じょうかん》いう者がおり、反魂丹の正しい処方を所持していることが正甫様のお耳に達し、この処方をお取り寄せになり、日比小兵衛殿へ処方書をお預けになりました。二〜三年がたち、預かっていた処方書を殿様へ差し上げたいとのことを、小兵衛殿がお願いされたところ、殿様は、「その方の考えで城下の薬種商へ伝えるように」とお命じになったのです。これにより、私の先祖へ反魂丹の処方を伝授することについて、小兵衛殿が殿様へお伺いしたところ、その通りにお命じになったことから、そこで反魂丹の処方をご伝授いただきました。それ以後、一〜二年も過ぎ、反魂丹を多くの人のため、世に売り出すことをご許可下され、反魂丹の看板を出して売り出したのです。当地において初めて反魂丹を売り出したことから、私の家は反魂丹の元祖でございます。

富山反魂丹の起源については、江戸時代以来、様々な文献に記されていますが、「松井屋源右衛門書上」は、『富山県史』（通史編Ⅳ近世下、昭和五十八年〔一九八三〕）が「現在のところ富山反魂丹創製に関する最古の史料」であり、「一応信用せざるを得ない」とする唯一の史料です。この書上は、明治二十一年（一八八八）に岡本昭佖編「富山反魂丹旧記」に所収され、さらに「旧記」が高岡高等商業学校編『富山売薬業史史料集』上巻（同校、昭和十年〔一九三五〕）によって活字化されたことで、広く知られるようになりました。

この書上が記されたのは、正甫が没した宝永《ほうえい》三年（一七〇六）から約五十年後のことです。松井屋が反魂丹元祖である由緒を町奉行所へ上申したもので、内容も反魂丹の伝来と創製についてだけであり、配置売薬業の起源については記されていません。具体的な年代も示されておらず、素朴な内容といってよいでしょう。なお、浄閑（常閑）が「長崎生まれで（岡山に）移り住んできた医師、岡山浄閑」とある点については、松井屋は常閑と直接関わっていないため、伝えの中にも不正確な点もあったと見られます。

（下巻に続く）

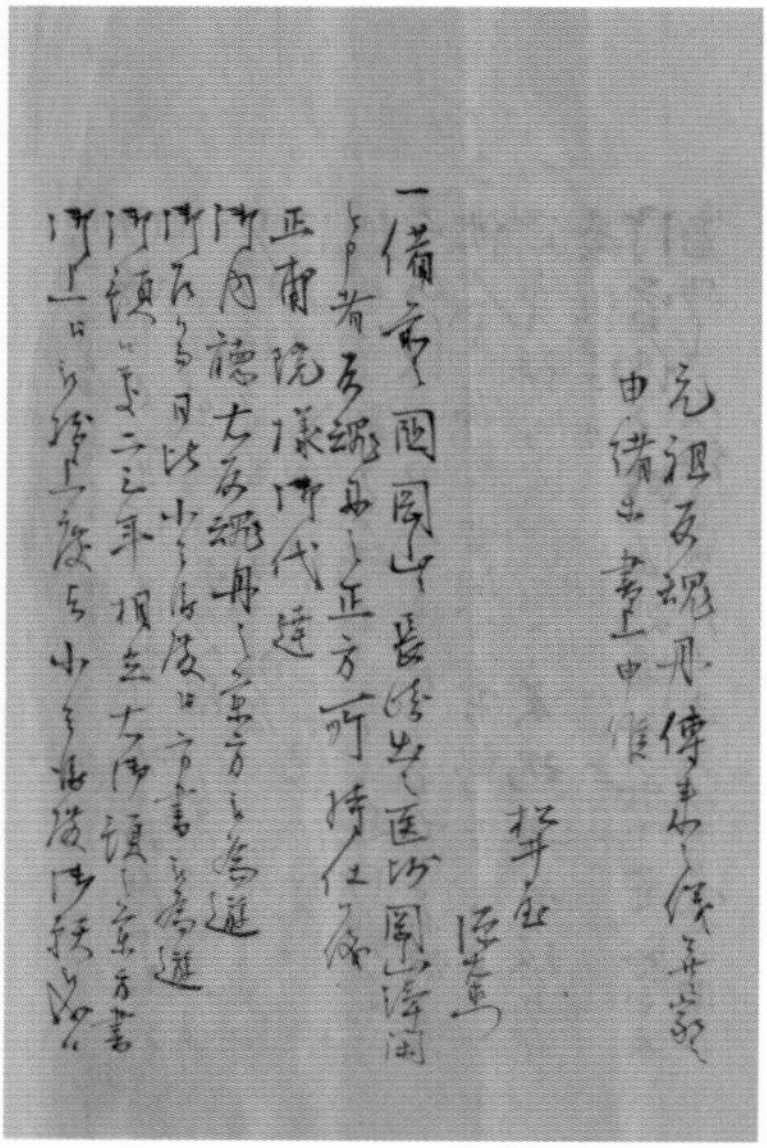

「富山反魂丹旧記」（所蔵：富山市売薬資料館）より「松井屋書上」の冒頭部分。
現代語訳した『富山売薬業史史料集』の原文とは、語句などに若干の異同があります。

岡山を名字のように記す点は、岡山藩在住だからと考えてもよいでしょう。また、長崎との関係については延宝年間（一六七三～八一年）に富山藩に召し抱えられた、長崎出身の医師杏一《きょういち》洞《どう》の事績と混同している可能性も考えられます。

「富山反魂丹旧記」には数種類の伝本が存在します。このうち富山市売薬資料館本は、筆跡から編者である岡本昭俶の自筆と判断され、また巻末の跋文も備わることから、最も正本に近いと考えられるでしょう。

万代屋宗安と常閑を語る

富山の置き薬は、万代常閑なくして語れない。
常閑の系譜につながる萬代 晃さんに歴史を遡って頂いた。

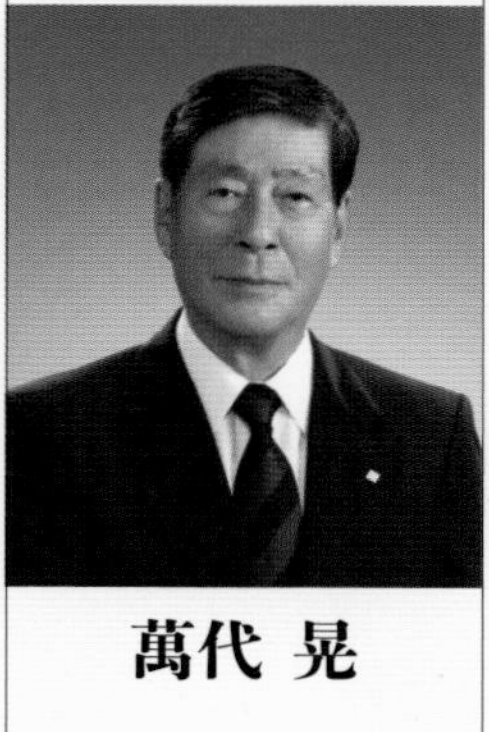

萬代 晃

萬代家のルーツ

私は昭和二十二年の大阪の東住吉区生まれです。高校まで大阪にずっといました。そのあと縁あって早稲田大学へ行き卒業してから日本化薬株式会社に入りました。三十代の中頃、長兄から朝日新聞の大阪府の堺版に掲載された万代常閑の記事のコピーを貰い常閑のことを詳しく知りました。うちの家系に繋がる中で歴史的に有名な人物がもう一人います。万代屋《もずや》宗安《そうあん》です。

万代と書いて「もず」と読みます。万代屋宗安は安土桃山時代の人で常閑はずっと後の江戸時代初期の人間です。堺は自治都市でその商人達の集まりを「会合衆《えごうしゅう》」と呼び、その中で蔵などを持っている有力商人は「納屋衆《なやしゅう》」と呼ば

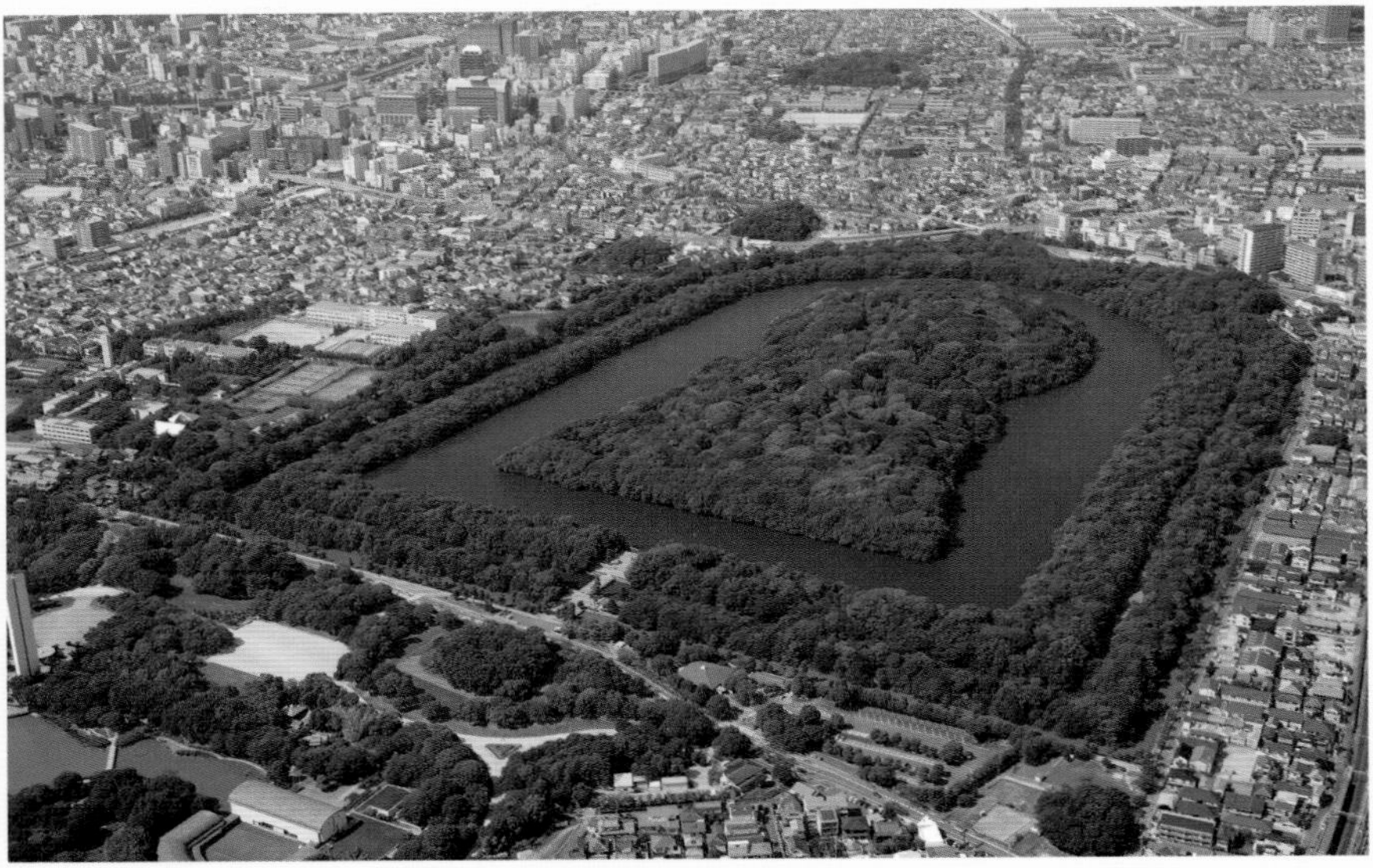

仁徳天皇陵古墳（上空南から）
（写真提供：堺市）

れました。万代家はその一員だったようです。父親の父、私の祖父の葬式の写真を見たことがあります。白装束の多勢の人間が白い旗を立てて棺を担いで町中を歩いている写真です。その時代までの万代屋はそれなりの家の格式があったようです。

日本化薬株式会社は大正五年（一九一六）に日本で初めてダイナマイトを作りました。アスピリンや染料も作っています。その中に、医薬事業本部がありました。なんとまったく門外漢の私が医薬の方にいかされたのです。早稲田大学のO

B会には職域の稲門会というのがあります。神主さんのOBの神道稲門会、居酒屋稲門会とか、会計士稲門会。私は薬業稲門会に入っています。富山の「置き薬の歌」（＊）は相馬御風《そうまぎょふう》さんの作詞です。母校早稲田の「都の西北」も御風で不思議な縁を感じています。

会長の松井寿一さんは、「薬業時報」という雑誌を出しています。その松井さんが書かれた「薬の社会誌」の中に万代屋《もずや》の人々が語られています。主人公は第十一代の万代《まんだい》常閑で、常閑の人物像や反魂丹《はんごんたん》との関わりが出ています。不思議な縁です。今でも岡山に万代医院というのがあるそうですが、常閑が岡山藩の藩医であったことと無縁ではないでしょう。万代家は元々は大陸からわたってきた渡来人で土師《はじ》氏の一族と思われます。土師氏は、天皇家のお墓、つまり古墳の造営とか冠婚葬祭関係を仕切った一族です。世界遺産に登録された仁徳天皇陵や、百舌鳥《もず》古墳群、あの一帯が万代家の領地で代官をやっていました。「万代」と命名されたのは、第二十九代の欽明天皇の時代です。八幡大神の付託《ふたく》を夢で見てこの地を万代《もず》と命名したと記されています。

百舌鳥はその昔も交通の要所でした。あの地に造営されたのは外国船が堺港に入ってきた時、その偉容でびっくりさせようという理由にあるようです。現在、仁徳天皇陵は、堺市から見るとかなり遠く感じます。子どもの頃に仁徳天皇陵へ行きました。その当時でも、船がよく見えませんでした。ところが古地図を見ますと仁徳天皇陵の周囲は田畑だけですから、目の先がすぐ堺の港なのです。

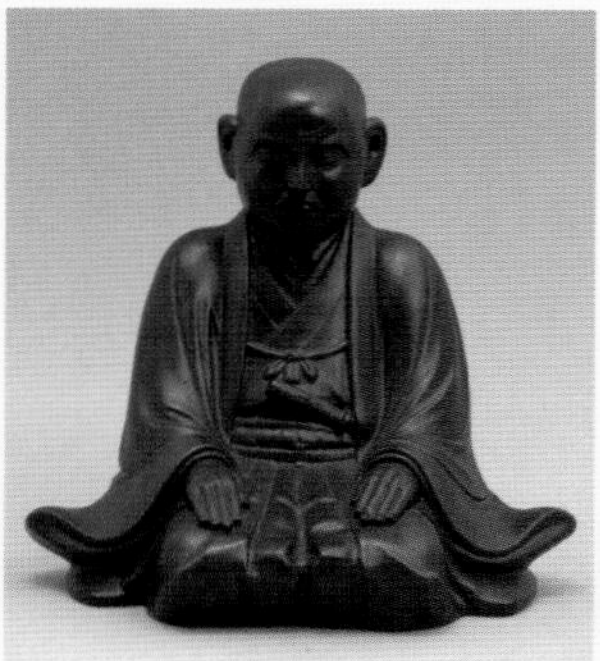

備前焼　11代万代常閑像
（所蔵：岡山県立博物館）

＊本書98～99ページに紹介があります。

仁徳天皇陵の周辺に沢山の古墳があるのは、古地図で見ると納得がいきます。

万代屋宗安と常閑

万代屋宗安は商人の一方、安土桃山時代の有名な茶人でした。作家今東光が直木賞を取った作品に「お吟さま」があります。万代屋宗安の妻は千利休の娘で「お吟さま」と呼ばれていました。宗安は利休の一番弟子の茶人です。利休は宗安を見込んで自分の娘お吟さまを嫁がせました。でもお吟さまは宗安に嫁いだ後も初恋の人、キリシタン大名の高山右近が忘れられなかった。やがて宗安とお吟さまは離婚する。すると茶会か花見で豊臣秀吉に見初められ言い寄られます。でもお吟さまはそれを拒否して自害するのです。

常閑さんの名前を知ってはいましたが、身内の間では宗安の方がよく話に出ました。父親は「千利休の親戚なんだ」とよく威張っていました。常閑さんを知ったのはその後、本家のおじが富山県からご招待を受けて朝日新聞の記事に出てからのことです。

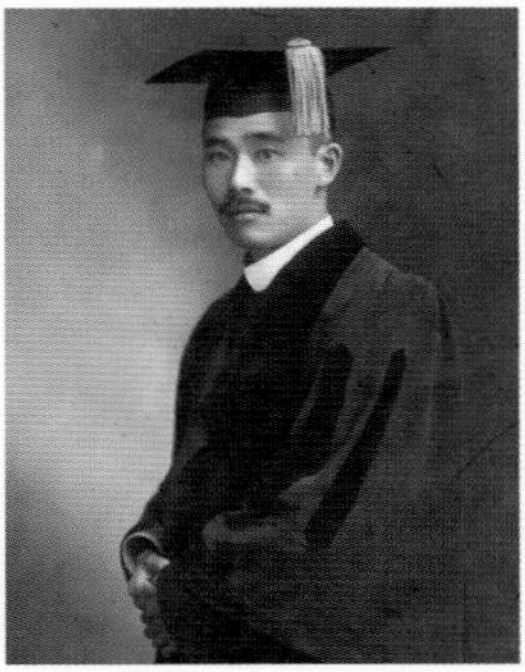
相場御風　早稲田大学創立
30周年式典（明治45年）
（所蔵:糸魚川歴史民俗資料館）

常閑と反魂丹

足利義満のとき大内氏が反乱を起こします。そのとき大内の軍を密かに導いたとの嫌疑が万代氏にかかりました。根拠はないのですが、納屋衆として大きく栄えた万代屋への妬《ねた》みもあったんでしょう。危うく捕らえられそうになって第三代常閑は岡山に逃げました。なぜ岡山かと言うと、あくまで推測ですが、土師氏はもともと島根県あたりに渡ってきたらしい。万代と言う名前は島根から岡山にもかけてあるんです。その時、万代を「もず」から「まんだい」に読み方を変えたそうです。

日蓮宗の熱心な信者であった万代常閑の根底にあるのは、自分より、他人を救えという仏教の教えです。深い慈悲の心を持って民を律する。世の為人の為に尽くした人です。常閑が富山藩の日比野小兵衛に一子相伝の反魂丹の処方を開示したのもそうした背景からでしょう。医薬の他に、岡山藩の土木工事や教育に貢献しています。備前市にある日本で一番古いとされている私立の学校、閑谷学校は、常閑が努力して作ったものです。新田開発の遺構もあります。

富山人がすごいなと思うのは、今でいうビジネスモデルを作ったことです。先ず大きな庄屋に薬を預けそこから配る方法を誰でも考えます。それを独自のネットワークで全国的に広げた。それと薬の本体も重要ですが、もっと大事なのは副作用などを含めての情報。他の薬との相互作用とか、併用による副作用のリスクとか――。ラジオもテレビもないその時代に富山の売薬さんは貴重なそういう情報を持って世間を回っていました。その先見性に改めて敬意をあらわさなくてはいけません。

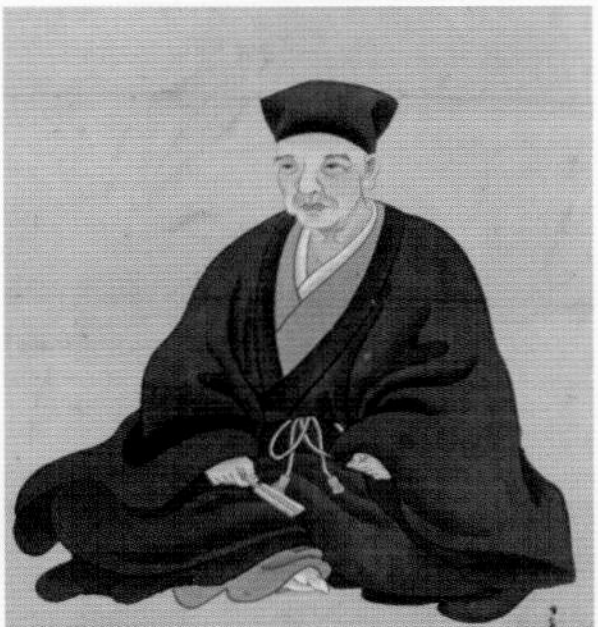

千利休
（所蔵：堺市博物館）

極寒の地に薬と医療情報を

沖藤典子

昭和二十四年八月七日、北海道十勝平野の池田町は、夕方になって大雨になった。

小学校から走ってきた私は、玄関の前で、「あれ？」と思った。立ててあった七夕飾りがない。驚いて玄関を開けると、雨に濡れて横倒しになっていた。次の間には父の職場の人が何人か座っており、家の中は消毒の匂いが充満していた。

「父さんが大変なことになったよ」

「血を吐いたんだよ。肺病だと」

この日、父は職場で突然喀血し、家に担がれて帰ってきた。同時に、町会議員の地位、職場での役職を失った。華やかな飾りつけの柳と共に、まさに倒れたのだった。

生活は一変した。病気に障らないように、家から物音が消えた。母は、すべてのものを煮沸消毒した。食器はもちろん、衣類も。私は体温計まで熱湯に入れて、叱られた。

当時、結核は死病として恐れられ、「肺病の家」として遠回りしていく人や、私と遊ばなくなった子もいた。

そんな家を訪れる人がいた。置き薬を持ってくる人だった。母はその人に、夕飯まですすめながら、長い間話し込んでいた。多分、病気や薬の知識を教えてもらっていたのだろう。田舎町、しかも敗戦直後のこと、相談する場所や医療情報なども皆無だった。彼は、薬を売るだけでなく、療養生活全般にわたる貴重なアドバイザーなのだった。母は言ったものだ。

「人が嫌う肺病やみの家に来てくれて、世の中、捨てる神あれば拾う神ありだねえ」

父は喀血が続き、このままでは助からないといわれて、渋々ながら洞爺湖近くの有珠山麓にある結核療養所に入った。

そこで父は、病巣を潰すという手術を受け、特効薬ストレプトマイシンに出合った。奇跡といわれた回復だった。発病以来五年後、私が高校一年時に、わが家に戻ってきた。ちょうど、進路を決めなければならない時期だった。父はいった。

「薬ほどありがたいものはない。薬剤師になってはどうか。薬といえば富山だ」

しかし私は、文科に行き、心理職の国家公務員になりたいと思っていた。私なりの理由もあった。父と娘が出した結論は、第一志望は文科へ、第二志望は富山大学へ。当時、池田から富山までは二日くらいかかっただろう。結果は、先に私の志望校の合格が出て進路が決まった。人生の岐路だったと、後年何度も思ったものである。その心理職もある事情で受験が出来ず、結局、社会学者の南博先生が設立した、日本初の市場調査会社に就職したのだった。その会社を父の介護や夫の転勤などで退職して、現在の仕事に至っている。

母はノーシンとケロリンの愛飲者だった。私もこの二つがなければ安心できなかった。会社員時代、私は同僚達にも、ケロリンを勧めまわっていたらしい。そこでついたあだ名が、「ケロリン」だった。ケロヨン、ケロンパ、ケロちゃんなどもあった。

「ケロちゃん、元気?」

今でもこういって電話をかけてくれる友人がいる。若かりし日のあのことこのこと、すべてが懐かしくて、胸が温かいもので満たされる。

あの置き薬の方が、富山の方だったか、他の地方の方だったか、明確な記憶はない。冬には歩いている人が凍死するといわれた極寒の地、十勝平野。その地で肺病の家も厭わず、薬と医療情報を届けてくれた、そういう人がいたと深く心に留めておきたいと思う。

（作家）

置き薬①

富山売薬のくすり

富山売薬に用いられた薬は、江戸時代の宝暦年間（一七五一～六四）でも反魂丹など三十種以上あったといわれています。富山売薬の業者は、非常に研究熱心だったため、各種漢方薬の解説はもとより、漢方医薬の学習も進め、商品の数を増やしていったといわれています。

江戸時代には、反魂丹が富山売薬の主力製品でしたが、明治時代に入ると、西洋薬が入ってきて、漢方薬を古いものとする感情が現れました。これを払《ふっ》しょくすることもあり、富山売薬は製薬の改良に取り組み、洋薬を漢方薬とともに販売するなどの工夫を行いました。

このようなことから、置き薬に使用される「富山のくすり」は、伝統的、伝承的に用いられてきた生薬製剤を主体とした方剤《ほうざい》が特長となっています。現在も、複数のメーカーで江戸時代や明治時代から変わらない名前、六神丸や熊胆円《ゆうたんえん》、赤玉、実母散《じつぼさん》などが製造され、愛用されています。

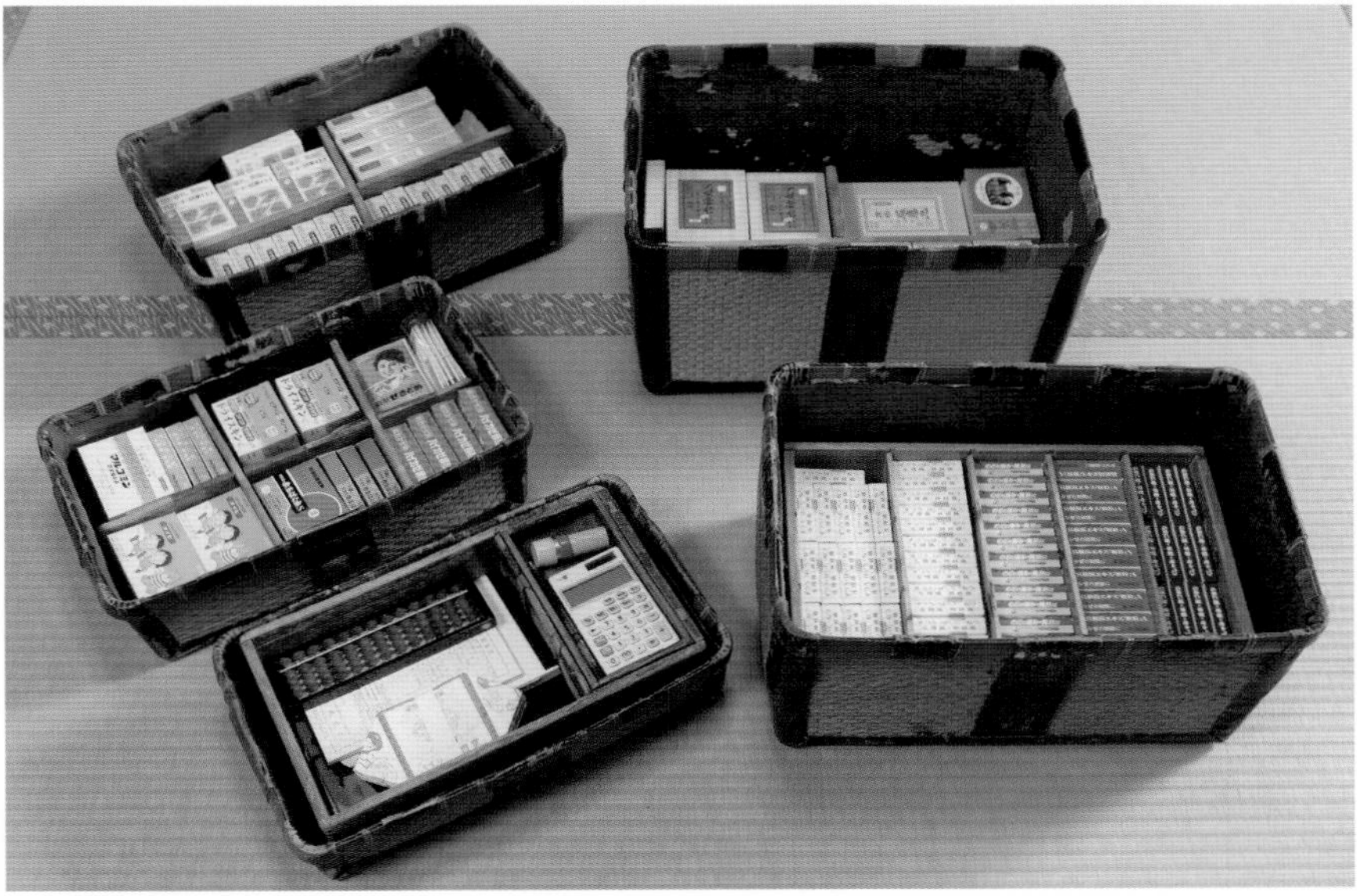

柳行李に詰められた薬
（協力：中島信行氏）

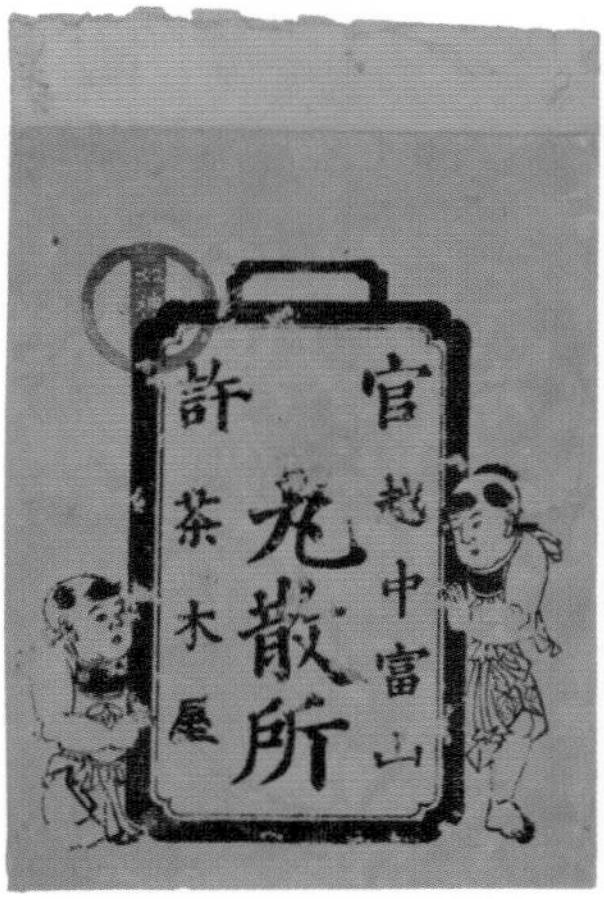

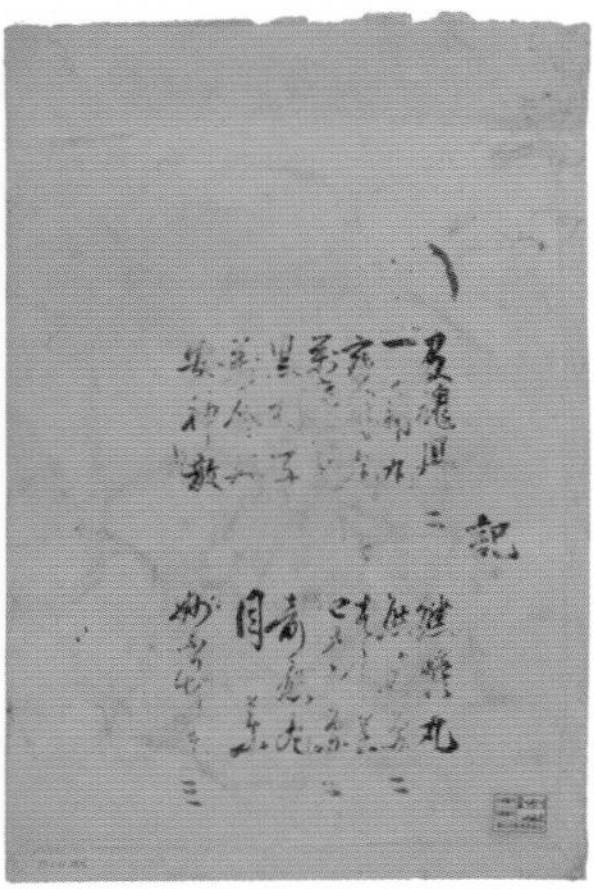

預袋（明治期）
（所蔵：富山市売薬資料館）
各得意先の家に薬を入れて置いてもらう預袋で、裏面には配置される薬の名前や個数が記されています。この袋には反魂丹・熊膽丸・一角丸ほか計 14 種類の薬名が記載されており、富山売薬では多種類の薬を扱っていたことがわかります。

時代と文化

武田邦彦

王家の血筋が途絶え、ドイツから英語が話せない王様を迎えたイギリスは、世界で初めて君主をいただく議会制を考案せざるを得なかったが、そんな偶然も伴って国力が上がり、のちに世界の「七つの海」を支配する大帝国を築くことになる。

それでも新しい社会を作り出すには紆余曲折があり、次々と目の前に困難が発生して道を塞ぐ。そしてそれをいつも人間の知恵で解決していく必要があった。その中の一つに「お世継ぎがバカ殿だったらどうすればよいのか？」というのがあったが、今では選挙してよい人を選べばよいのだから、何ら問題がないけれど、当時は「バカ殿問題」はとても大切だったのだ。

「人は歴史の子である」と言われる。一人一人はその時代の知識を得、考え、正しいと思うことがあるのだが、それは単に歴史の一幕で正しかったに過ぎない。時代が過ぎれば正しいことは間違ったことになるし、真実と思っていたことは錯覚になる。

かつて、人間社会は「人間」が住んでいた。あの大きな江戸でも「深川にいる誰々」といったり、「あの神社の横の飲み屋の主人」と言ったら具体的な人を特定できたものだ。その時の日本の人口は約3000万人。現代の1億2000万人の4分の1に過ぎない。よく知識人が日本と比較するフィンランドの人口は550万人で日本の20分の1以下だ。フィンランドに行くと一人一人、一つ一つを大切にしているが、それは江戸時代の人口密度のさらに5分の1なのだから当然だろう。

日本は明治維新から戦後の高度成長時代まで、欧米に追いつけ追い越せと頑張り、「一人一人」という文化は忘れ去られ、すべては「集団」になり、やがて大量生産大量販売の時代になる。それも時代のなせる業で仕方がなく、そんな犠牲を強いたから白人世界の中で有色人種唯一の国として日本はサミットにも参加しているのだ。

「一人一人の健康」に関係する薬の販売方式も、「富山の薬売り」が見られなくなり、すべて「マス時代」になった。街の「ナショナル電気店」もともに消滅した。

でも、2020年を迎えた現在、かつての「富山の薬売り」、「ナショナル電気店」が体現していた「一人一人の日本人の世界」が復活し正常な社会へと変わりつつある。それが「富山市のライトレール」であり、「コスモスベリーズ」だ。

立山の方に住んでいる高齢者をどうするか?という発想ではなく、そこに住まわれている方、一人一人の人生や動線を考えてライトレールがあり、駅の近くにはマンションとスーパーが配置される。コスモスベリーズは量販店のヤマダ電機と提携し、値段と品ぞろえはヤマダ電機、据え付けとサービスは街の電気屋さんという画期的な手法を編み出し、今や家電ばかりではなく、家の修繕など多種の販売へと進化している。

「富山の薬売り」という卓越した概念は普遍的なものだから、これから日本が「マスの時代」から「人間の時代」へと回帰するにつれて高い評価を受けるようになるだろう。

（中部大学特任教授）

置き薬②

特徴（小包装、ネーミング）

「富山のくすり」の特徴の一つとしてあげられるのが、袋物といわれる小包装の製品です。必要な時に必要な分だけ使用できるような、利便性に配慮したものです。携帯しやすく、急な発熱や痛みなどの症状に応急的に使用でき、経済的にも優れています。

そのネーミングは、痛み止めの「ケロリン」、「ズバリ（頭・歯・利）」のほか、「アスナオール」、「かぜピラ」など、見ただけ、聞いただけで内容が想像できる印象的なものが多く、使用される方にわかりやすいようにという配慮が感じられます。

また、現在のように商標について制度が確立する以前からの薬であり、似た名前の薬が多くあります。ふろおけでも知られる「ケロリン」は頭痛や歯痛などの鎮痛剤ですが、同じような効能を持つ似た名前の薬に、「ケロゲン」、「ケロリ」、「ケロン」、「ケロトン」、「ケロケロリン」、「フロリン」、「ヒロリン」、「ケロリー」、「ネオケロロット」などがあります。

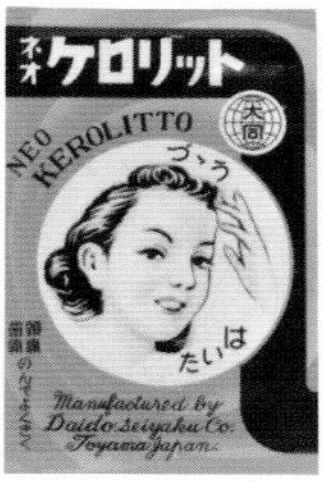

ケロリット
（所蔵：富山市売薬資料館）

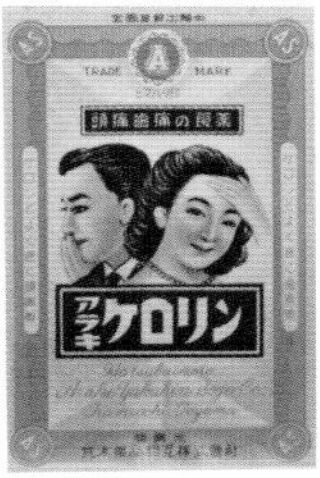

ケロリン

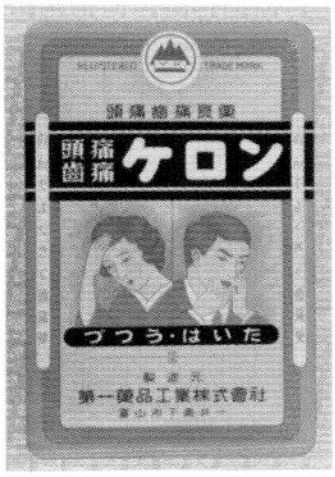

ケロン

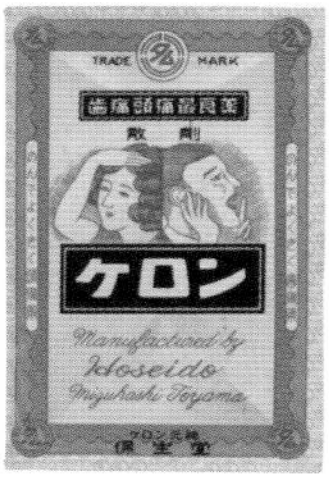

ケロン

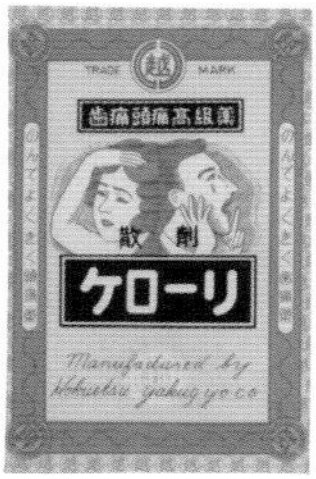

ケローリ

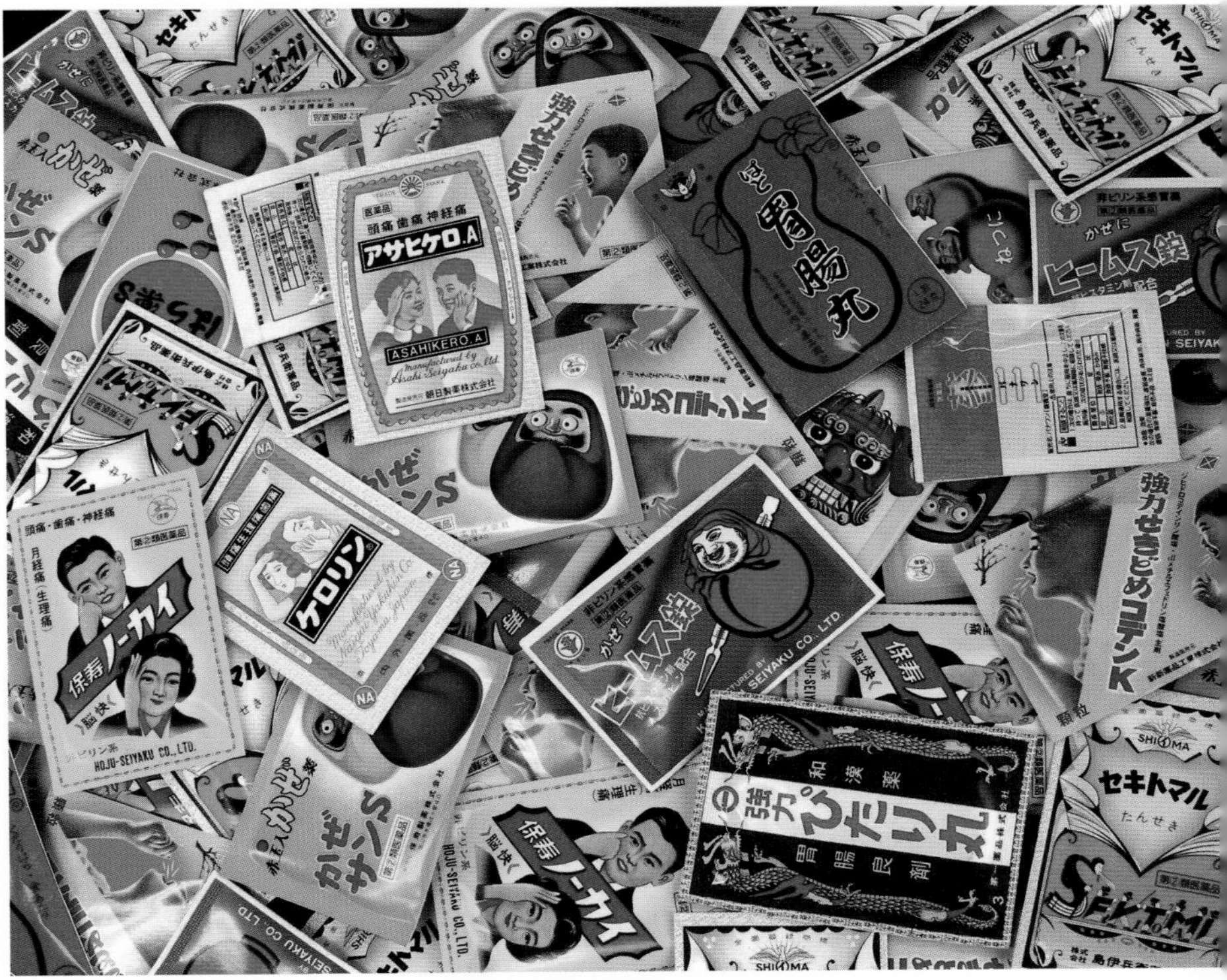

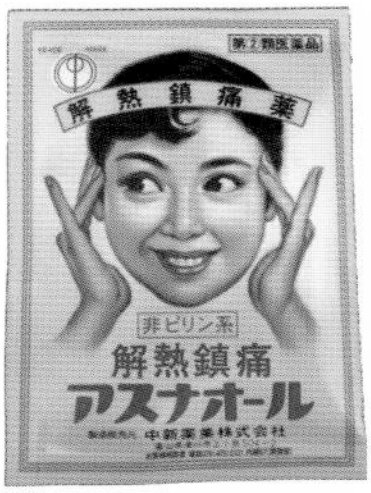

アスナオール
（中新薬業株式会社）

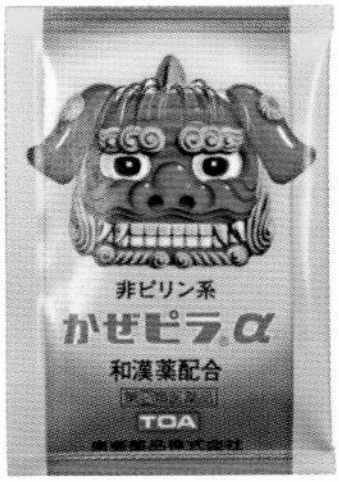

かぜピラα
（東亜薬品株式会社）

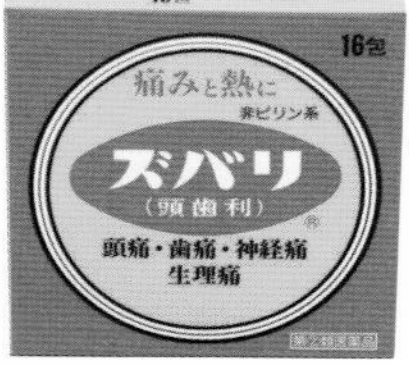

ズバリ
（中央薬品株式会社）

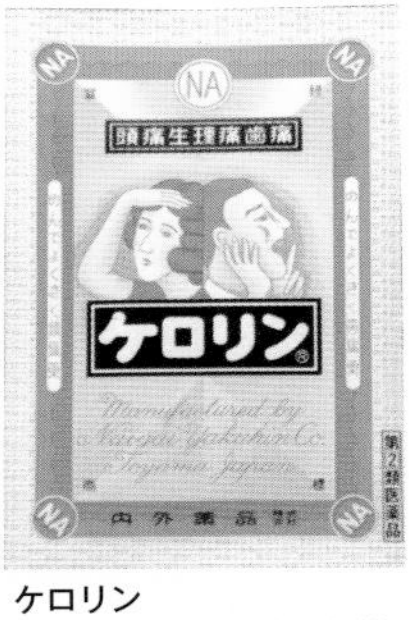

ケロリン
（富山めぐみ製薬株式会社）

置き薬のロマン

テラウチマサト

「情報は移動距離の2乗に比例する」という言葉がある。

旅をする事で、移動する事で、2乗の量で、つまり圧倒的な量で情報を入手する！という意味だ。松尾芭蕉が驚くほど沢山の俳句を詠んだのも「奥の細道」を旅したからに違いない。

写真家という職業は旅をする毎日。旅の中に日常がある仕事。「君の物の見方や考え方は面白いね！」とタマーに偉い先生方や社長さんに感心されるのは2乗で情報を積み重ねているからだろうか？但し、移動中にウトウトしていたら情報量は半減する。Must be awake。寝てはいけない。だから気付かぬ内に熟睡してる私の情報量は0（笑）、期待外してごめんね。

同じように「置き薬」というビジネスモデルは旅をするビジネスだ。薬を売りながら各々の家の情報を得ている。「あそこの娘は適齢期だ」、「来年、成人式を迎えるらしい」、「七五三で着物が必要」、「この地方は米の凶作で苦しんでいる」いろんな情報が入ってくる。真面目な富山人気質丸出しで、その情報を知れば喜ぶ各地の人たちに旅で得た情報として薬と一緒に届けていたに違いない。昔、本の中で、松尾芭蕉は〝忍者〟、同行していた曽良は〝くノ一〟という珍説を目にしたが、売薬さんは日本版〝007〟だったのかもしれない⁉シンプルに薬だけを売っていたわけではなくて。

それにしても感心するのは「置き薬」というビジネススタイル。このビジネスは、信用の上に成り立っている。もし仮に、お客様が引っ越したり、持ち逃げしたり、勝手に置いていったのではないかとか、そんな薬受け取った覚えはないと言われたら面倒くさい事この上ない。信用を基盤に、言わば性善説に立つビジネスモデル。それを成り立たせるための色々細かなビジネスノウハウもあっただろう。「昔、うちに来ていた売薬さんは先生みたいな人だった」という話を聞いたことがあるから、つまりホームドクター的な〝頼りになる人〟だったということもあったということだ。いろんなスタイルで信頼を築いていたのだと推察する。

私が覚えている信用構築は、紙風船の思い出だ。息を吹き込むと四角くなる紙風船。ポンポーンとつくといい音しながら宙を舞った。ビニール風船とは違う感触、空の舞い方。年に1、2度家に届く紙風船があった。割れないように丁寧に半年や1年持たせようとして、その内何処かにおき忘れていった思い出。富山の置き薬と紙風船の思い出は同年代の方との共通話題になるくらい皆んなの記憶に留まっている。「あの紙風船、空気入れてもらってパーンって幾つもいくつも割るの楽しかったね」と言われた時にはびっくり仰天だったけど。

事業というのはより良い人間関係をお客様と構築するもの。それが模範ビジネス。互いの信頼関係の中でお客様と企業とのより良い人間関係が生まれ、それがずっと続いていたなんて富山置き薬ってロマンだなぁ。

（写真家）

置き薬③

富山売薬の代名詞 ―反魂丹―

反魂丹は、富山を代表する薬の名として知られており、江戸時代の富山売薬に多く用いられました。売薬人を「反魂丹商売人」、商売する地方の範囲を「反魂丹場所」、藩の機関を「反魂丹役所」と称するほど、売薬の代名詞として使われ、富山売薬になくてはならない薬であったといえます。

この反魂丹という薬の歴史は古く、原型は13世紀の中国の書物に記されており、後に処方が日本に伝来し改良され、富山にも伝わりました。その経緯は、富山売薬の興《おこ》りとも結び付き、様々な記録があります。

反魂丹は、江戸時代から明治時代初期の富山売薬では、万能薬として売り広められましたが、明治時代半ばの効能書きでは腹痛や食あたりなどとなっており、現在では、主に腹薬として販売されています。

富山ではこの反魂丹を、江戸時代を通じて大量に製造してきたと考えられますが、現在、身近に存在する材料も含まれています。この薬種（原料）は、時代によって、種類や量も変化しています。

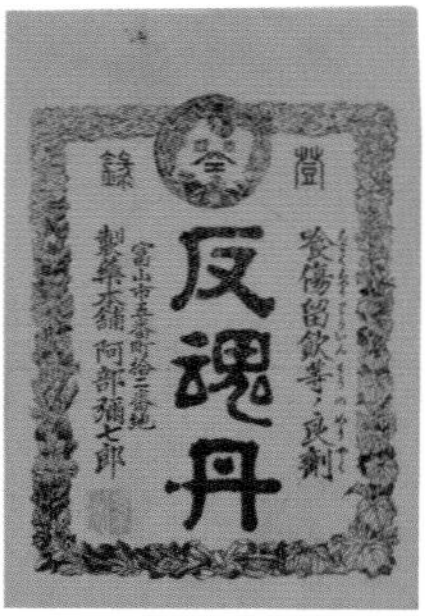

反魂丹の外袋
（所蔵：富山市売薬資料館）

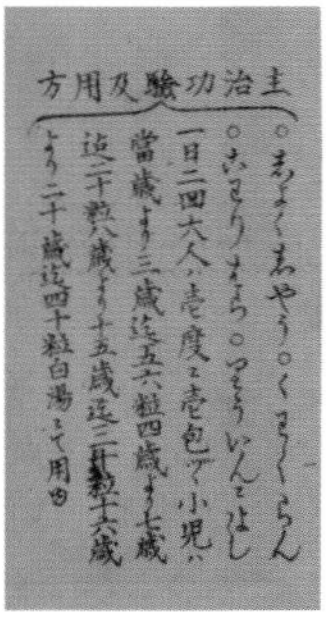

裏面（部分）拡大

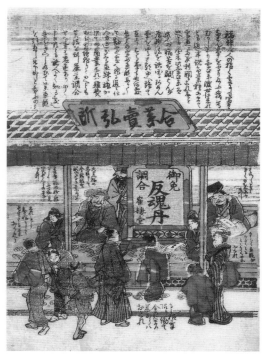

合薬売《ごうやくうり》弘所《ひろめどころ》、御免《ごめん》調合《ちょうごう》・反魂丹
（所蔵：富山市郷土博物館）
お客さんの「金の貯まる薬があればおくれ」といった注文に、大黒さんや恵比寿さんが愛想よく応対しています。まるでマンガのようですが、実は薬の値上げの案内チラシなのです。売薬さんは渋い顔の得意先を、この絵で笑わせようとしたのでしょう。

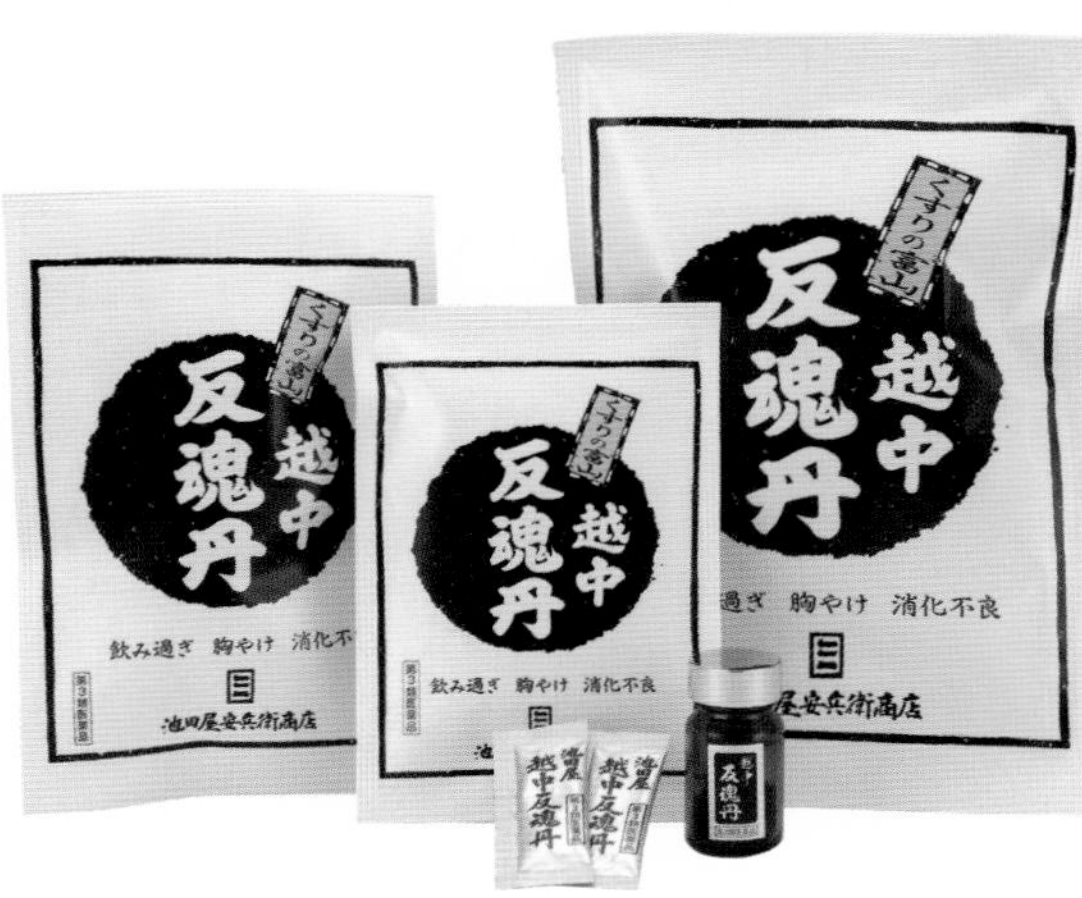

越中反魂丹（株式会社池田屋安兵衛商店）

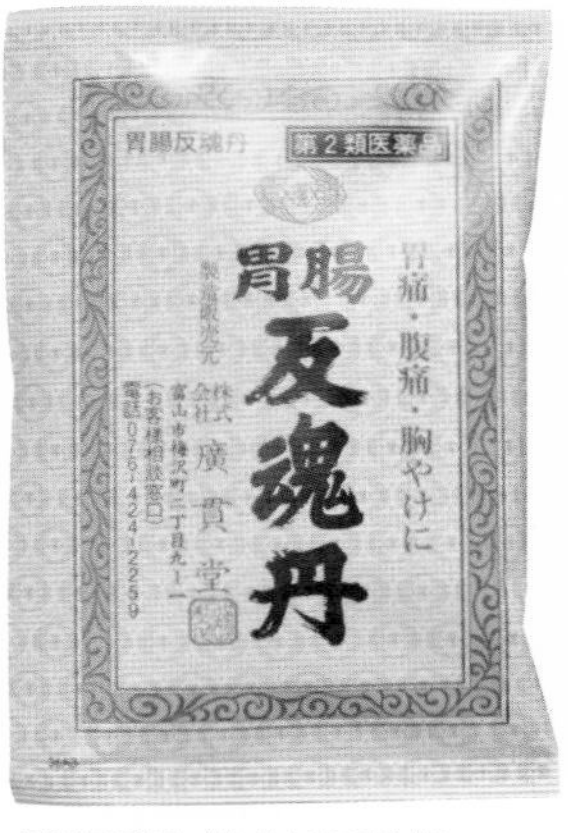

胃腸反魂丹（株式会社廣貫堂）

情報・文化の使者

橋本五郎

私が生まれ育ったのは秋田県山本郡琴丘町（現三種町）鯉川というところです。干拓された日本第二の湖、八郎潟の東のほとりにあります。小学校は十年前に統合されて廃校になり、最寄りの駅は五十年以上前に無人駅になった過疎の村です。もちろん本屋などありません。高校を受験するにあたって隣の町まで行って問題集を買って勉強しました。

小中学生の頃はテレビもなく、「文化」と呼べるものは、兄たちがカバヤキャラメルを買って集めた「カバヤ文庫」でした。ほとんど揃っていました。そこには冒険譚、偉人伝、探偵小説などあらゆる世界があったように思われます。

そして富山の置き薬です。わが家の薬箱は長い間使ったのだろう、相当古びていました。私の記憶では、薬屋さんは確か年一回、年の暮れに来たように思います。田舎の暮らしはつつましく、薬も本当に必要な時しか使わなかったのでしょう。箱にはかなり残っていたのを覚えています。それを全部取り換えていくのです。薬をあまり使っていないということは、家族が健康であるという証しのひとつになったとも思われます。

今にして思えば、おそらく薬箱がそこにあるというだけで安心していたのかもしれません。そして子どもにとっては風船をもらうのが何よりの楽しみでした。顔を赤くして風船の穴からフーと息を吹いて膨らませる、あのときの光景が蘇ってきます。

もうひとつ、子どもにとっては、薬屋さんの話が楽しみでした。全国を回りながら各地の文物、情報を仕入れてきています。その中の魅力あるものを選んで話してくれるのですから、おもしろくないはずがありません。しかも行く先々で話しているでしょうから、話術も巧みさを増していたに違いありません。田舎の子どもたちにとっては、偉大な情報・文化の運び人だったのです。

「文化」といえば、小学校の体育館で行われる映画の巡回上映もわくわくしてその日を迎えました。映画館など三十キロも四十キロも離れた秋田市や能代市にしかありませんでした。体育館の床に茣蓙《ござ》を敷きながら夜見る映画には未知の世界がありました。今のように居ながらにしてあらゆる情報に接する時代とは違います。置き薬にしても巡回映画会にしても、情報や文化は小さな窓から届けてくれるのです。

そこでは否応なく想像力が働きます。まだ見ぬ世界への憧れが生まれます。情報過多の中では、インプットだけでアウトプット機能が麻痺します。富山の置き薬からそんなことまで考えてしまいました。九年前に蔵書二万冊を送り、廃校になった小学校を図書館（橋本五郎文庫）にしたのも、子どもにとってもお年寄りにとっても、ささやかだが、そこに「文化」の匂いを放ちたいと思ったからです。

（読売新聞特別編集委員）

置き薬④

ユウタンを使った薬

富山の置き薬のうち長く使われている薬の一つにユウタン（熊の胆嚢《たんのう》）を使った薬があります。江戸時代に編み出され腹痛の良薬として知られており、黒い練り薬（乾かして固形にする）です。ユウタンは古く奈良時代には日本に伝わったといわれており、越中の調《ちょう》（特産物）であったとの記録もあります。

一頭に一個しかとれないため、貴重な薬剤であるユウタンは、クマの捕獲数によって生産量が決まり、時期によって品質も違うといわれています。このため、ユウタンに他の動物（牛など）のものを混ぜたり、他の動物や植物（センブリ、オウバク、オウレンなど）で置き換えたりしている薬も多くみられます。

最近は苦みを感じさせない薬が多くなってきましたが、もともと「良薬口に苦し」という言葉にあるように、昔から薬は苦いものとして知られており、この薬は、昔の記憶を呼び覚まします。

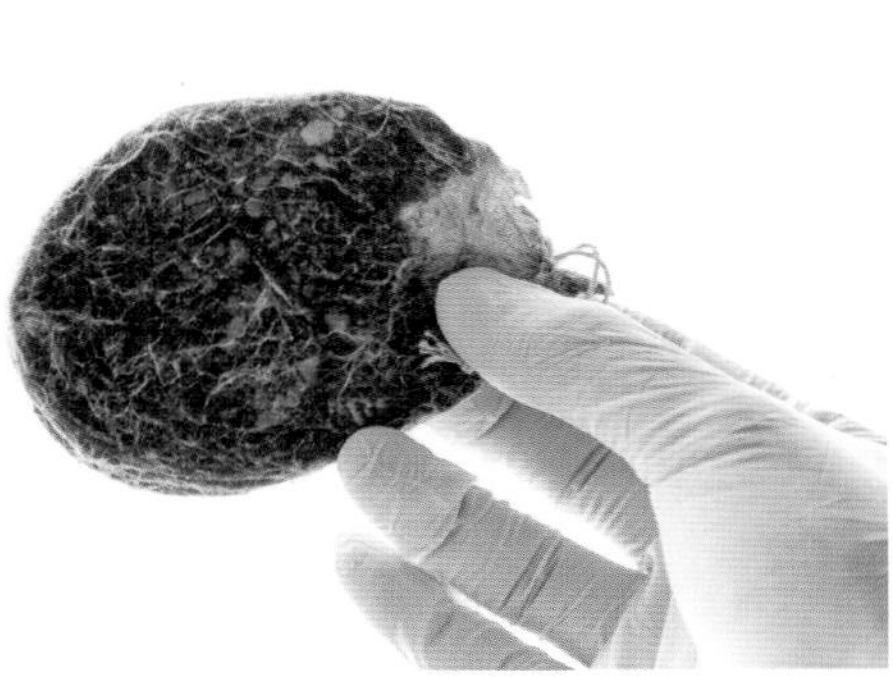

ユウタンはもともと卵の形をしていますが、富山で昔からなじみがある薬の形は、薄く平たく四角で四つに分けられるものです。中には丸いものも見られます。
（協力：養命製薬株式会社）

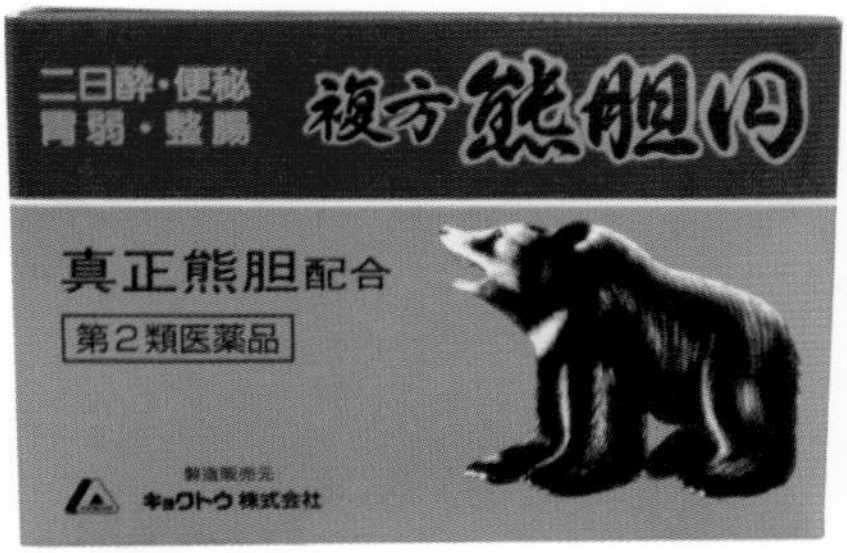

複方熊胆円
（キョクトウ株式会社）

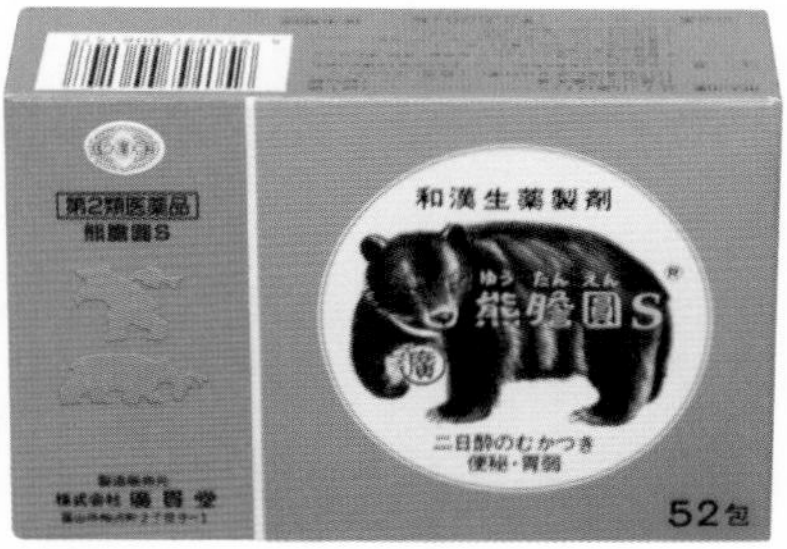

熊膽圓S
（株式会社廣貫堂）

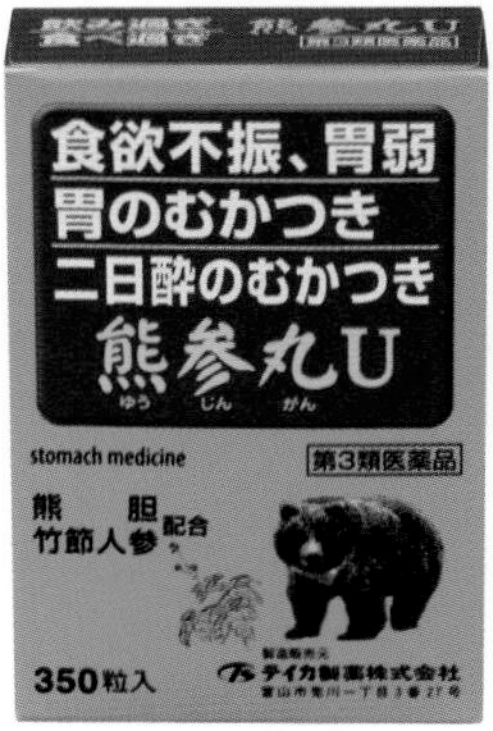

熊参丸U
（テイカ製薬株式会社）

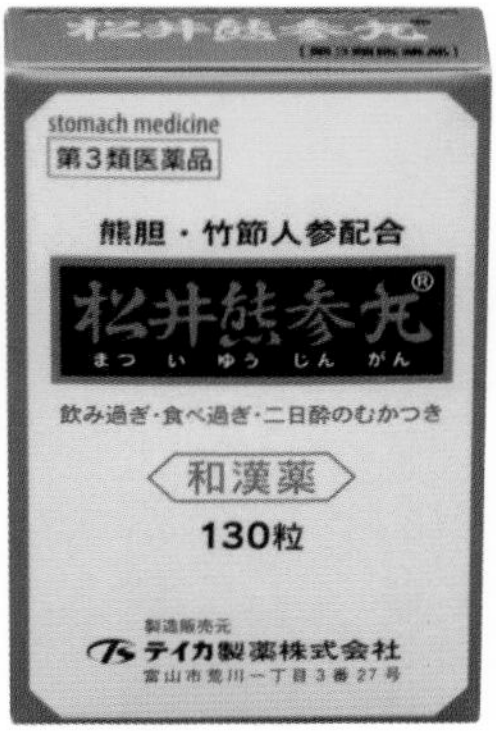

松井熊参丸
（テイカ製薬株式会社）

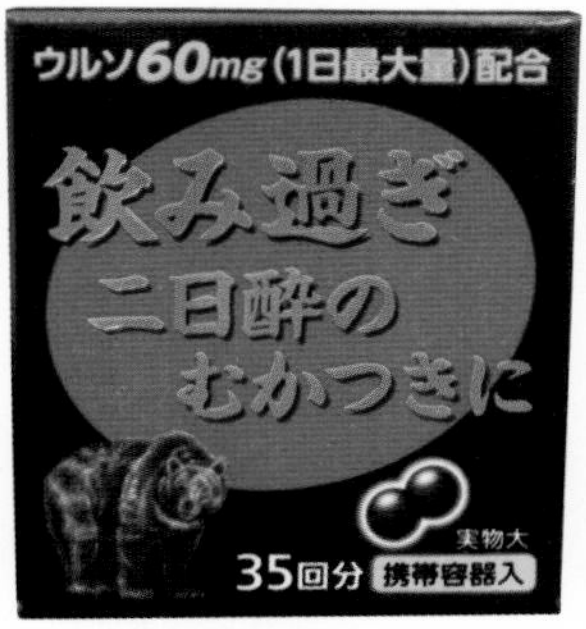

ダンカン
（有限会社薬師製薬）

はこのうち、はこのそと

深谷信介

はこが置いてあった。みんなの眼に入るところに、それはあった。十軒ほどの平屋の借家が並ぶ少し手狭な一軒、それがうち。ひとびとが懐かしむ昭和の面影にぴったりの佇まいだった。

小学生の時分、イチジクの木に登り、口にたくさん頬張った。ザリガニ釣りに夢中になり、あたりは真っ暗。うちのそばでお巡りさんが探していた。手足も膝小僧も傷だらけ。そんな時、はこから何やら取り出し必ず手当てをしてくれる。

当時うちには電話がなかった。近所の電話をお借りする、いわゆる呼び出し電話だった。「深谷さん電話ですよ」とそのお宅のひとがたまに呼び出しにきてくれた。ある日、カラーテレビがうちにやってきた。ご近所初のできごとで、十軒みんなでテレビをお出迎えした。観音開きの家具調カラーテレビは、四角い箱に四本の足がついていた。夜になると、この狭いうちでたくさんのひととテレビ観戦が日課になった。例のはこは、その頃からテレビの箱の上に鎮座するようになった。

その後、なんと今度は車がやってきた。黒い四ドアのセダンだ。出張ばかりで、滅多にうちにいない親父ご自慢のクルマ。負けず嫌いか、見栄っ張りか、学歴コンプレックスか。ともかく親父はがむしゃらに働いて、自分がほぼいないうちのなかに生活家電を買い揃えた。たまの休みに家でごろ寝しテレビをみる親父に、母は厳しかった。うちにひとが揃う日は、そんな感じだった。

時が流れ、ご近所の方も随分と入れ替わったある日、風呂場のリンスが突然なくなった。少しして、シャンプーが石鹸になった。お菓子がうちから姿を消して随分と経っている。けれど、あのはこは相変わらずテレビ箱の上。たまに誰かがやってきて、そのはこをゴソゴソ探って、母と話して帰っていった。小さいながらも何かが起こっているのは、わかる。逃げ場のない狭いうち、うちなる胸のざわつきが止まらなかった。うちとそとの数少ない拠り所、箱上のはこはいろんなものを見守っていた。

そんな折、札幌冬季オリンピックの賑わいがうち中まち中に響き渡る。日の丸飛行隊が大ジャンプ。布団を積んで並べて、ジャンプ台を作り。シュワッと叫びながら、テレビ越しにうちの中を高く遠く舞いつづけた。この切なさから飛び出せるかもしれない、そとの世界へ。

二〇二〇年、東京に二度目のオリンピックがやってくる。昭和がひとつ越え令和となり、うちのテレビを平成から昭和に戻してみた。畳には、四角い大きな板より四本足のあの箱がよく似合う。

もう一つ、あのはこはどうしようか。最近あちこちカラダにガタがきているし、ゴルフ打ちっぱなしに行く通り道にある、あの富山の置き薬の営業所の前を通るたびに思案するのだが、未だに踏み切れずにいる。

あのハレの日、家族で行った駅前の大型スーパーそばの小さな食堂で「しんちゃん、なんでもすきなものをたべなさい」という親たちの声にますます萎縮し、メニューを端から端まで見回し、一番安い料理をみつけて「これがいい！これが食べたかったんだ！」ってキラッキラの大声で笑っていたあの頃が、見え隠れするから。

今年も三十五度を超える暑い夏がやってきた。誘われて立ち寄った市役所そばのうどん屋さんで、その喉越しのよさに涼しさを感じながら、このまちを本気で作ったそのひとの語りとその想いに触れながら、ぼんやりと考えていた。

（㈱博報堂 スマート×都市デザイン研究所長）

置き薬⑤

知名度も価格も高い薬 ―六神丸―

心臓の弱い人にとって、六神丸は知名度の高い薬の一つです。二十一世紀が始まった頃には、配置薬を含めて六神丸を製造している業者は全国で一〇〇社にも及んだとのことです。

六神丸という名の薬自体は中国に太古から存在していたとされ、その処方も様々ですが、日本に明治に入ってから輸入された六神丸は「雷《らい》氏《し》の方」（＊）に基づいているとされています。中国では、腫物《はれもの》の治療が主体とされますが、日本では強心薬として伝わっています。

富山売薬においても、明治二十七年頃から、反魂丹に代わって富山売薬の中心商品となり、盛んに製造されました。原料難から生産が控えられた時期もありますが、多くは年配の方の根強いファンも多く、ロングセラー品となっています。

六神丸の多くには、センソといわれるガマガエルの耳下腺分泌乳液（ガマの油として知られる）やユウタンなど動物性の希少な生薬が含まれており、このことから高価なくすりとなっています。

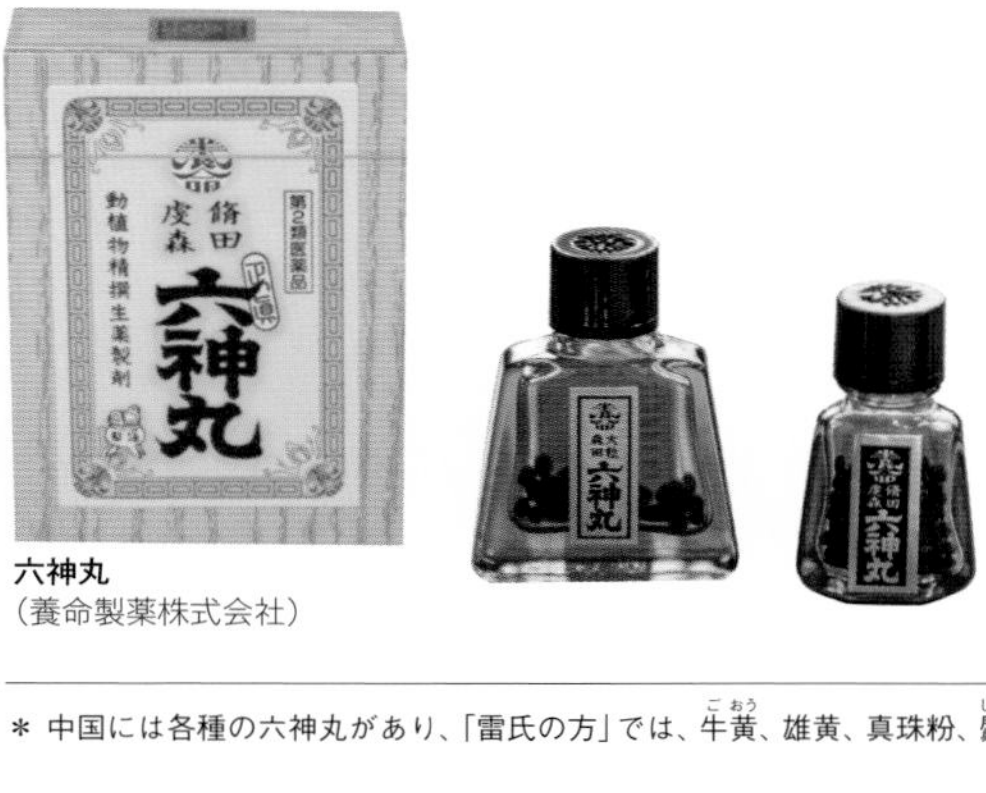

六神丸
（養命製薬株式会社）

＊ 中国には各種の六神丸があり、「雷氏の方」では、牛黄《ごおう》、雄黄、真珠粉、麝香《じゃこう》、竜脳、蟾酥《せんそ》が入っているとされています。

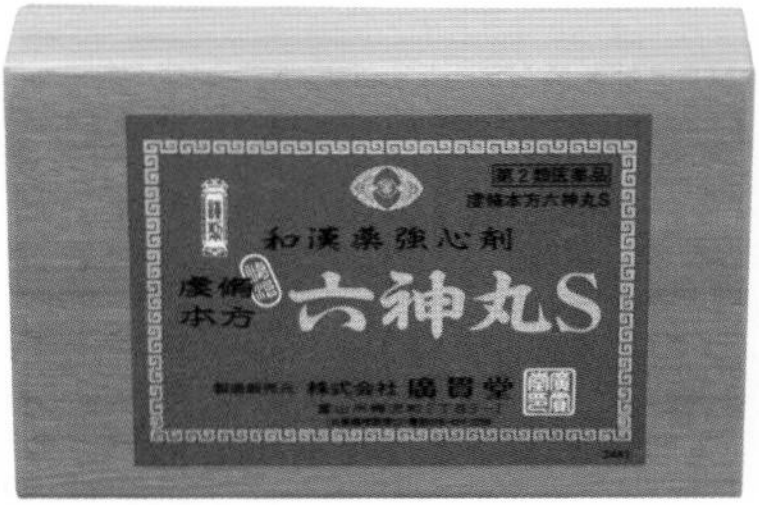

六神丸 S
（株式会社廣貫堂）

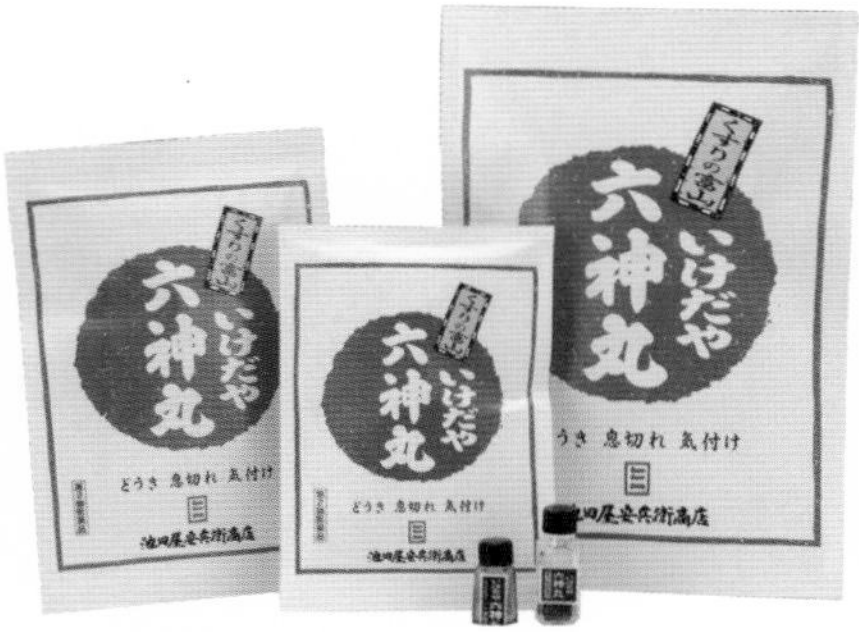

いけだや六神丸
（株式会社池田屋安兵衛商店）

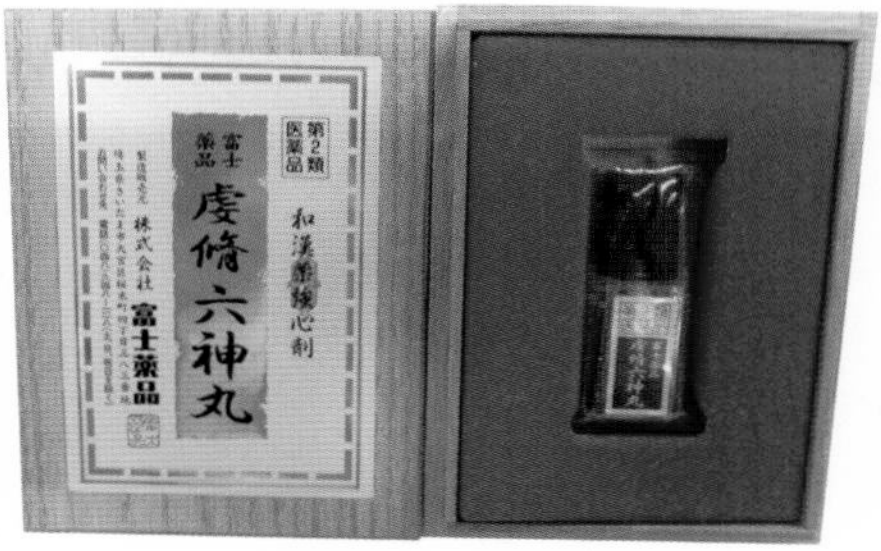

虔修六神丸
（株式会社富士薬品）

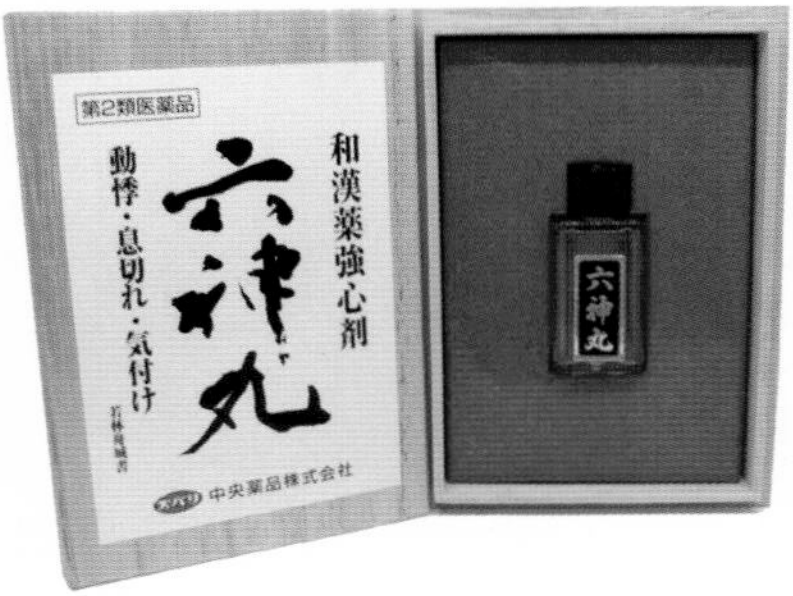

六神丸
（中央薬品株式会社）

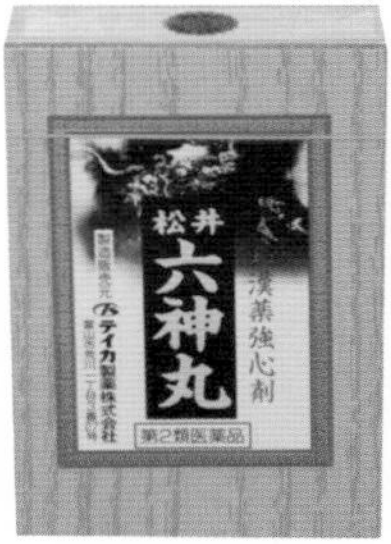

六神丸
（テイカ製薬株式会社）

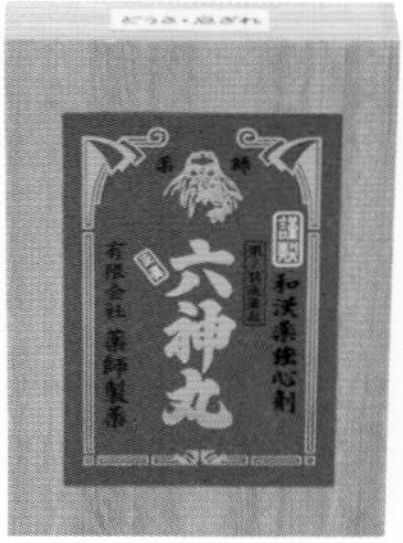

六神丸
（有限会社薬師製薬）

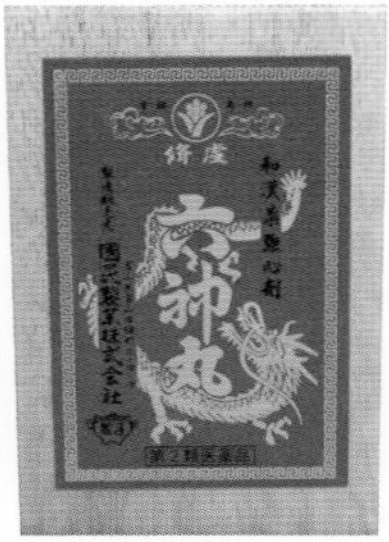

虔脩六神丸
（國民製薬株式会社）

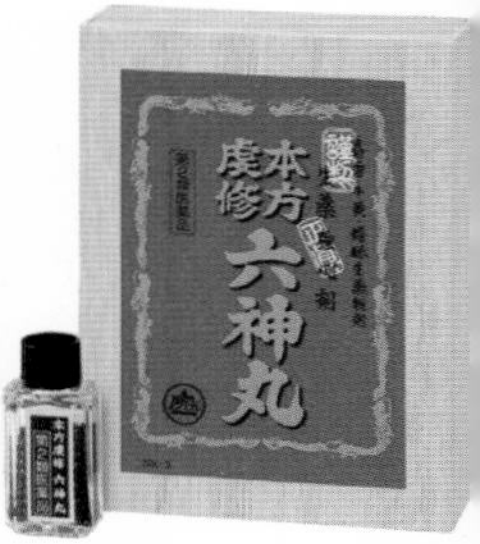

本方虔修六神丸
（第一薬品工業株式会社）

祖母よ

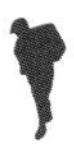

山内マリコ

うちは父も母も富山に生まれ育った筋金入りの富山県民。ルーツのどこを探しても、富山以外の要素が見当たらない。そこに誇らしさより窮屈さを感じるタイプだったわたしは、十八歳で富山を離れた。

富山で過ごした年月より、県外にいる時間の方が長くなってしまった。しがらみのない土地でのびのびやっているけれど、それは富山という故郷がどっしり盤石なおかげだ。すでに根を張った場所があるからこそ、どこへでも行ける自由を満喫できている。どこで暮らしても、根無し草という気はしない。いつでも帰れる場所がある。

作家になったばかりのころ、秋田出身の年下の人が「うちに薬売りの人来てたよ」と言うので驚いたことがある。骨の髄まで富山人だけれど、わたしは富山の置き薬というものをこの目で見たことがない。薬というのはドラッグストアで買うものだったし、売薬さんの姿も駅前の銅像でしか知らない。だからてっきり、置き薬とは縁がないのかと思っていた。

しかし、置き薬と無縁の富山県民などいないのだ。

会ったことはないけれど、わたしの曽祖父にあたる人は売薬さんだったそうだ。以下、母方

出版のご案内

株式会社かまくら春秋社

の祖母に先日聞き取りした話をここに記す。

母方の曽祖父シンジ（祖母にとって舅）はたしかに売薬さんであった。そして新事実だが、母方の曽祖父ウメジロウ（祖母の父）もまた、売薬さんであったという。

「どこの地域を回っとったとか、詳しいこと憶えとらんけ？」

尋ねども、祖母は「え〜」と困ったふうで、まったく知らないと言う。そりゃそうだ。子供というのは親の仕事のディテールについて、なにも知らないものなのだ。

ひとつ面白いなと思ったのが、ウメジロウは売薬が本業ではなかったということ。本業は木材加工をする板屋さんで、閑散期になると知人から頼まれて、おそらく出稼ぎとして薬売りの旅に出ていたのだろう。二、三ヶ月ほどしたら帰ってきたそうだ。へー、そういう就業スタイルもあったのか。ウメジロウは長寿で八十歳ほどまで生きたというが、わたしが生まれる前に他界している。写真も見たことがない。富山大空襲で焼けたのか、戦前のものはほとんど残っていないようだった。

売薬とは縁が深い家系ではあったものの、戦後、祖父の代でみな、別の仕事をはじめている。実はこれも関係なくはなくて、祖父は工業医薬品の原料を作る仕事をしていた。さらに父方の祖母も、薬品会社でパートしていたことがあるんだとか。

子供のころ、よく紙風船で遊んだ。売薬さんが訪ねて来るわけでもないのに、あの紙風船はいったいどこから供給されていたのかずっと謎だった。両親と頭をひねった結果、おそらくこの今は亡き祖母が、勤め先から孫のためにくすねていたのだろうということで決着がついた。

祖母上、紙風船をありがとう。


（作家）

置き薬⑥

富山の赤い薬

人気の衰えない富山の置き薬の一つに、下痢止めの「赤玉はらぐすり（薬）」があります。赤玉という言葉だけでも、腹薬であることがピンとくる方も多いかもしれません。元をたどると江戸時代からの如神丸《にょじんがん》といわれ、明治時代に入りリニューアルされ、現在も富山の置き薬の代表薬となっています。

日本古来から伝わる和漢生薬など（ゲンノショウコ、オウバク、オウレン、センブリ）を原料とし、小粒で飲みやすいこと、マイルドな作用などの理由から、広く全国で愛されています。赤玉というだけあって、もとはカビ防止などの目的で辰砂《しんしゃ》(*)によって赤く色づけされていました。（現在は食用色素で赤色に着色されています。）

赤は、疫病除け、魔よけの護符として用いられたり、血液や生命そのものの象徴ととらえられたりしました。また進物《しんもつ》として活用された売薬版画も赤色が強く表現されているなど、富山売薬にとっても特別な意味をもっており、大切に使用されたと考えられます。

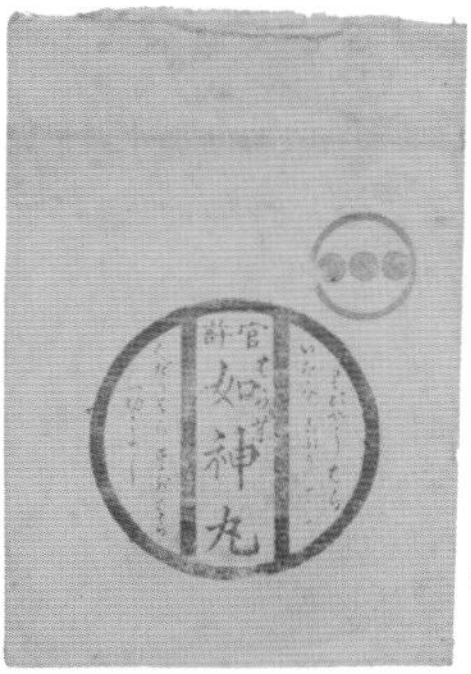

差袋「官許 如神丸」
（所蔵：富山市売薬資料館）

＊ 朱の原料、朱砂とも呼ばれる硫化水銀

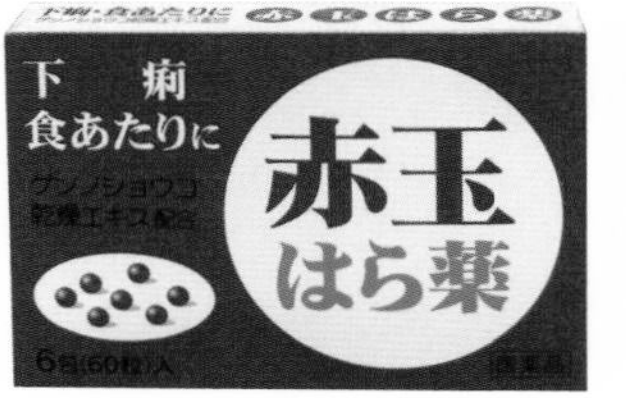

赤玉はら薬
（中央薬品株式会社）

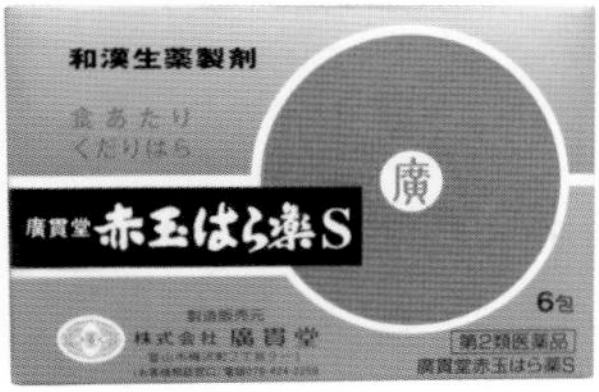

赤玉はら薬 S
（株式会社廣貫堂）

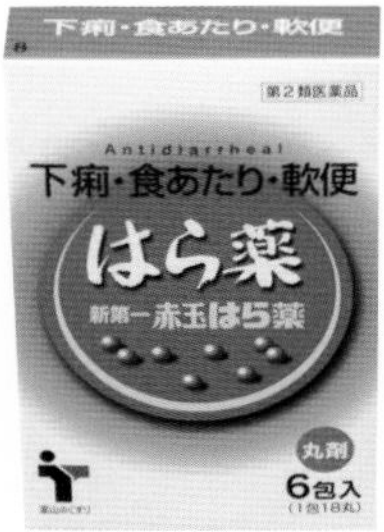

赤玉はら薬
（テイカ製薬株式会社）

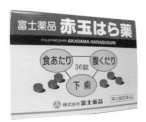

赤玉はら薬
（株式会社富士薬品）

小粒赤玉はら薬
（富山薬品株式会社）

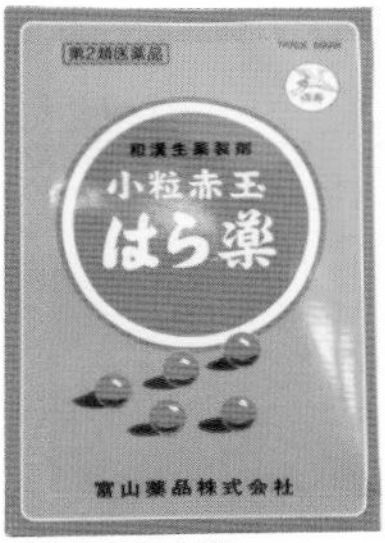

小粒赤玉はら薬
（富山薬品株式会社）

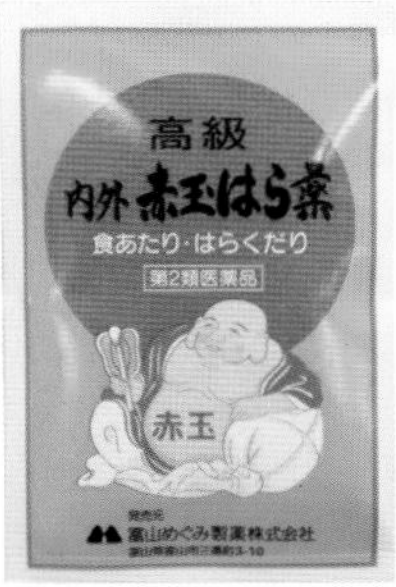

内外赤玉はら薬
（富山めぐみ製薬株式会社）

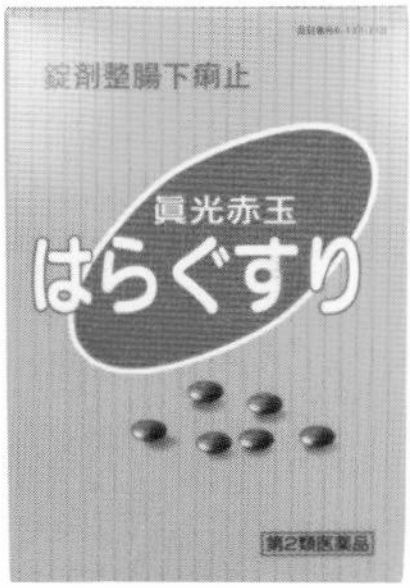

眞光赤玉はらぐすり
（渡辺薬品工業株式会社）

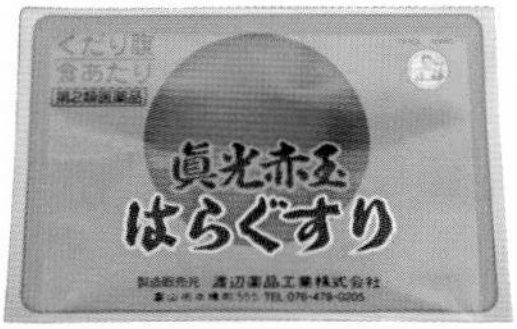

眞光赤玉はらぐすり
（渡辺薬品工業株式会社）

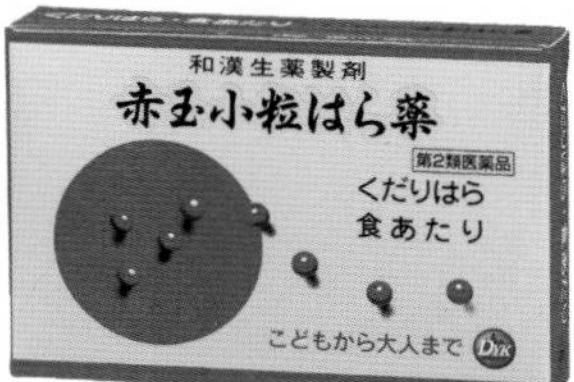

赤玉小粒はら薬
（第一薬品工業株式会社）

魔法の薬箱と従姉

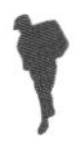

森 詠

「越中富山の薬売りでござい」

どどどどっという太鼓の音とともに、鳥打ち帽に角帯をしめた着物姿の男が舞台に現われる。男は風呂敷包みに包んだ大きな柳行李を背負っている。薬売りは年に一度、春風とともに現われる。変わらない姿で人々に優しい笑顔を振り撒き、また静かに去って行く……。

六十年代末、新宿かどこかにかかった唐十郎の赤テントだったか、佐藤信の黒テントだったか、そんな芝居に忽然と登場する薬売りを見たことがあった。

薬売りが、どんなセリフを吐いたかは覚えていない。ただ暗い舞台に登場した薬売りは、なぜか、私に懐かしい想いを抱かせた。

私が実際の薬売りのおじさんを見かけたのは、小学三年生ごろで、これまたおぼろげな記憶でしかない。

戦争末期、私の家族一家四人は東京から栃木県の那須地方に疎開し、そこで終戦を迎えた。私たち一家が頼ったのは、母の姉のおフサさんであった。伯母の家は西那須野町の外れにあり、そこに伯母と娘、つまり従姉の初枝さんが住んでいた。そこへ私たち一家四人が押しかけ、そのまま居ついてしまったのだ。

伯母の家は平屋の一軒家。部屋は三間と台所の土間があり、廊下の端に汲取式の便所が付いていた。庭には梅や桜、枇杷の木などが植えてあった。

当時、初枝さんは二十七、八歳で、父や母が働きに出ている間、母親代わりになって、私や兄の面倒を見てくれていた。

　ある日、学校から帰って、私は庭で近所の悪童たちとチャンバラ遊びをしていた。庭先に突然鳥打ち帽を被った中年男がのっそりと現われた。男は茶褐色の風呂敷に包んだ大きな荷物を背負っていた。男は日に焼けた顔を崩し、親しげに伯母の名を告げ、家にいるかと聞いた。

　伯母も父も母も働きに外に出ていた。家に居たのは、従姉の初枝さんだけ。私はチャンバラの刀の篠竹を手に構え、居ないと答えた。

　男は笑みを浮かべながら、私の横をすり抜け、廊下に風呂敷包みの荷をそっと下ろした。外の騒ぎを聞き付け、家の中から初枝さんが顔を覗かせ、中年男と親しげに挨拶を交わした。私は拍子抜けした。

「富山の薬売りのおじさんよ」

　初枝さんは笑いながら廊下に座った。薬売りのおじさんは風呂敷包みを解いた。中から柳行李が現われた。初枝さんは部屋に戻り、置き薬の赤い小箱を持って来た。

　おじさんは柳行李から紙風船や紙ヒコーキやらを取出し、私にくれた。私はいっぺんに薬売りのおじさんが好きになった。

　おじさんは分厚い帳面を取出し、初枝さんと話をしながら、筆で書き、薬を補っていた。

　私は目を瞠った。魔法の小箱はこのおじさんが持ってきたのか。私が風邪をひいて熱を出したり、腹痛を起こすと、初枝さんは、その小箱から難しい漢字で書かれた袋の薬を出し、私に飲ました。

　医者に行くには、四、五キロ離れた町に出なければならなかった。そんな時、置き薬は便利な救急医療薬だった。薬を飲むと不思議なことに熱が下がり、ぴたりと痛みは止まった。私は魔法の薬箱だと思った。

　十年ほど前、私を我が子のように可愛がってくれた初枝さんが重い病に倒れた。病院に初枝さんを見舞った私は、彼女の手を握りながら、あの魔法の小箱があったら、と心の中でつくづく思った。あの魔法の薬を飲めば痛みも、きっとなくなるのに、と。

　初枝さんは、その年の桜が咲くのも待たずに静かに逝った。


（作家）

置き薬⑦

膏薬《こう》（はり薬の一種）

膏薬は「延べ膏薬」、あるいは「万金膏」＝「あんま膏」と呼ばれました。医薬品分類では、硬膏剤（＊1）のうち、「鉛丹硬膏」に分類され、「〇〇万金膏」などと、固有の商標（マーク）や屋号をつけて流通しました。

起源はギリシャ・ローマ時代にまで遡《さかのぼ》ります。中世のヨーロッパで成分・製法が改良され、江戸期にオランダから長崎に伝わり、主として西日本で作られました。大正時代には店舗と配置売薬の両方で売られました。

原料はゴマ油、菜種油（＊2）などの植物油と鉛の酸化物（鉛丹・四酸化三鉛）および樹脂類で、植物油を高温に熱したところに徐々に鉛丹を加えて攪拌《かくはん》し反応させます。

生成物はオレイン酸鉛などの脂肪酸鉛で、反応の途中でグリセリンから派生するアクロレイン（＊3）が生じます。この生成物は強烈な刺激臭をもつので、処理には注意が必要です。得られた膏体は熱いうちに和紙や布に薄く展延《てんえん》し、冷却後、膏面を合わせて折り、適当なサイズに裁断して商品とします。

打ち身・肩こり・筋肉痛によく効きましたが、白いゴム膏の登場で需要が減り、時代とともに往年の役割を閉じつつあります。

＊1 硬いので、温めて柔らかくして皮膚に貼る薬
＊2 アブラナから採取した植物油脂の一種
＊3 揮発性で引火性が強く、刺激性のある液体、炭素数3から成る不飽和アルデヒド

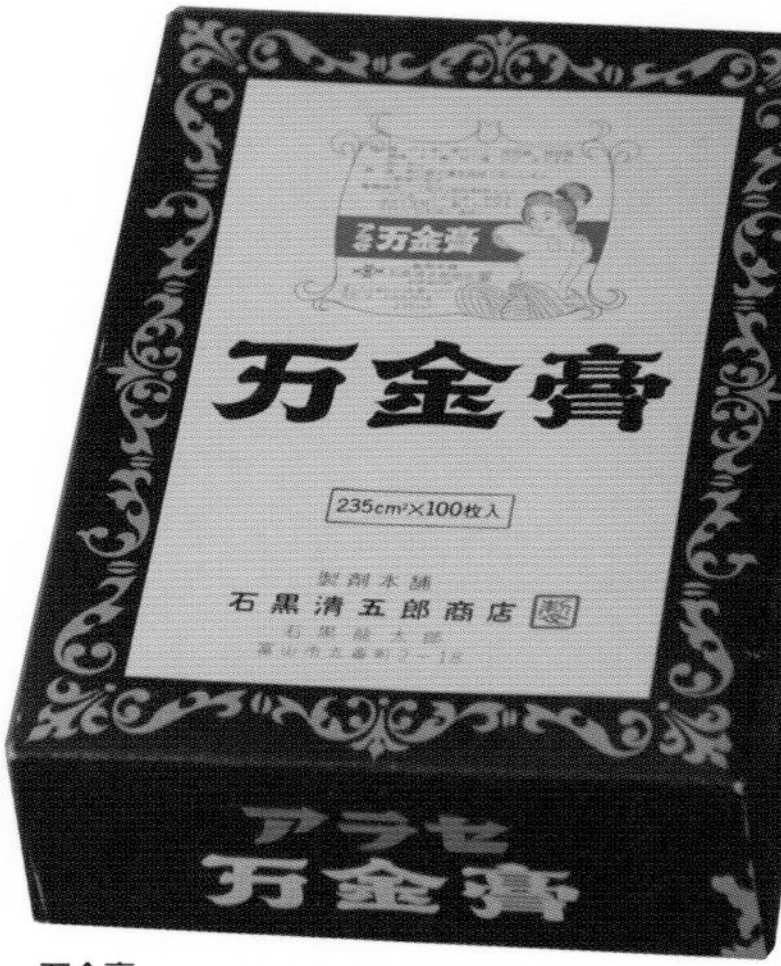

万金膏
（石黒清五郎商店）

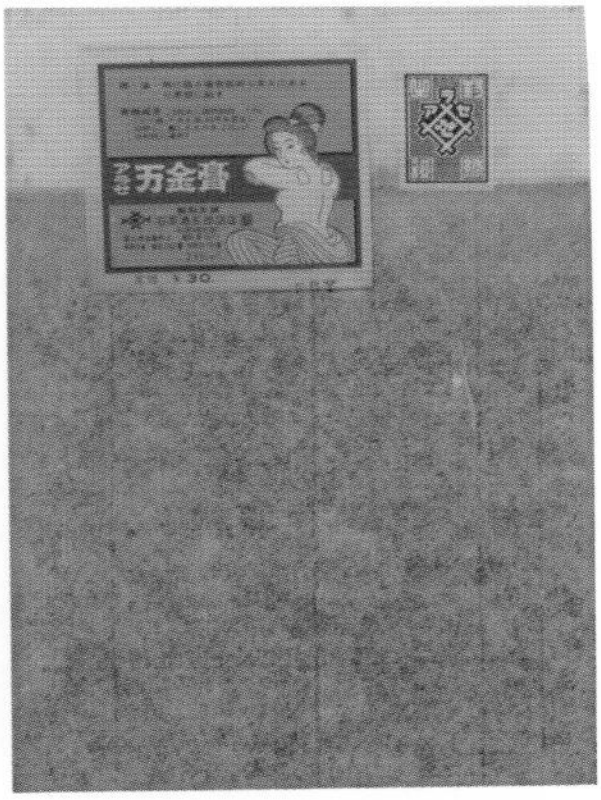

アラセ万金膏
（所蔵：富山市売薬資料館）
昭和 50 年代に作られたものです。

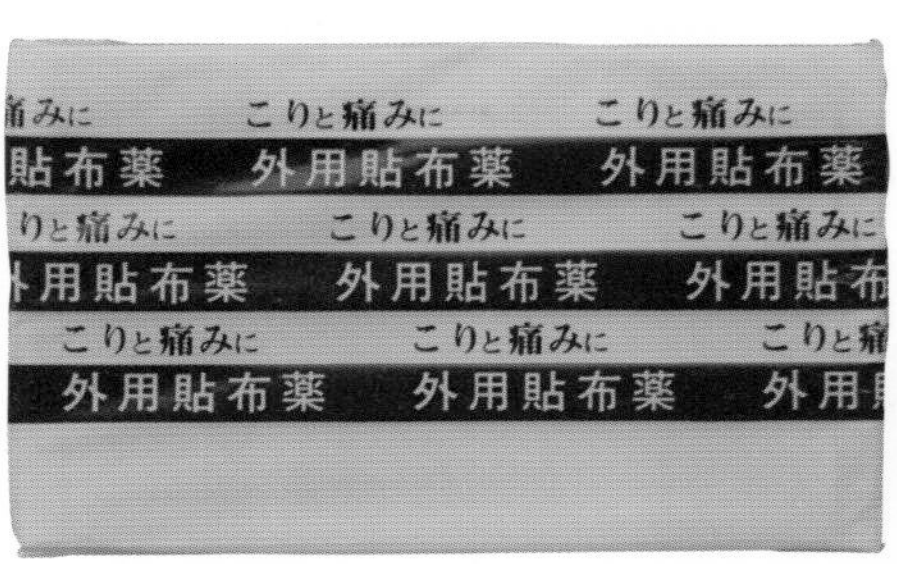

白いゴム膏
（提供：テイカ製薬株式会社）

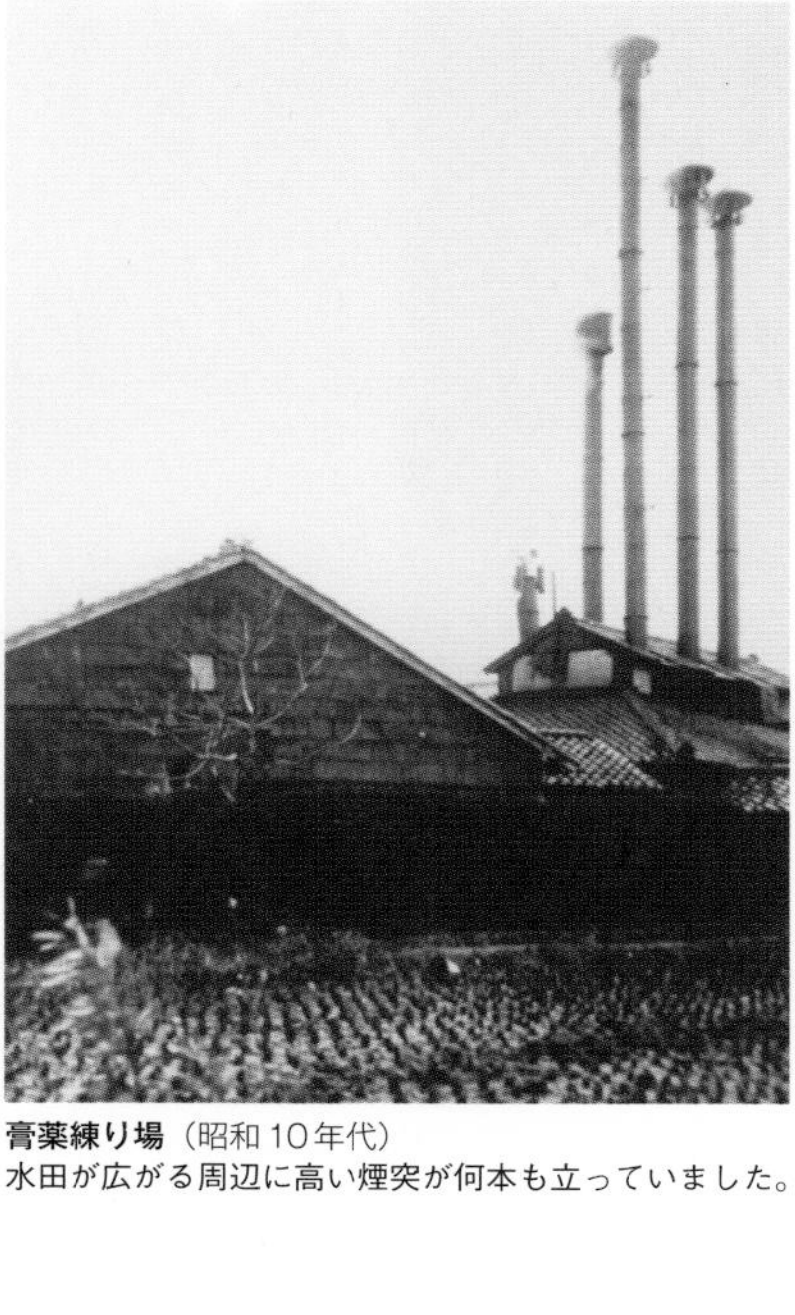

膏薬練り場（昭和 10 年代）
水田が広がる周辺に高い煙突が何本も立っていました。

丸薬づくり

のみ薬には、錠剤や粉薬、振り出し薬などいろいろな形があります。中でも、長くご愛用いただいている薬の形に、丸剤（球形のもの）があります。明治期から昭和期までは、丸薬師という職人によって丸薬機を使って製造されてきましたが、その後、昭和五十年代頃から薬の製造に関する制度が改正(GMP(*)の実施)され、機械化されるようになりました。ここでは、職人によって製造されていた頃の様子を再体験できる店舗や、機械を導入した丸薬製造所についてご紹介します。

丸薬師と丸薬作り体験

古くから富山の置き薬に使われる薬の代表的な形の一つに、球形で比較的飲み込みやすい「丸薬」があります。明治期から昭和四十年代にかけて、専門の職人である丸薬師はそれぞれの丸薬機を持ち、自分たちで丸薬をつくりお得意先へと届けていました。しかし機械化が進むにつれその活躍の場は失われていきました。

丸薬師という職業は、師匠が弟子に技術を継承し現在へと引き継がれています。機械の使い方はもちろん、季節や天候によって微妙な調節が求められる水の量や粉の練り方など、弟子たちは師匠の技を見て覚え、伝えていたと言います。

現在、富山では昔からの技術を受け継いだ丸薬師二名が、観光客向けの実演に携わっています。丸薬機はかつて富山で薬づくりが盛んであった頃にたくさんつくられ、全国に出回りました。今も各地の資料館で丸薬機を目にすることがあるかもしれません。しかしどんなに立派な丸薬機が残っていても、丸薬師がいなくては宝の持ち腐れとも言えます。丸薬師と丸薬機は薬を作り出すうえでの最高のパートナーであり、どちらかがいなくては成り立たない存在なのです。

かつて丸薬師と呼ばれ、憧れられ、手作りで丸薬をつくった職人の後継者は今はもうほとんどいません。「富山のくすり」の原風景ともいえる丸薬の歴史を後世に伝えていくために、この丸薬作り体験には大きな意味があります。

*医薬品及び医薬部外品の製造管理及び品質管理の基準

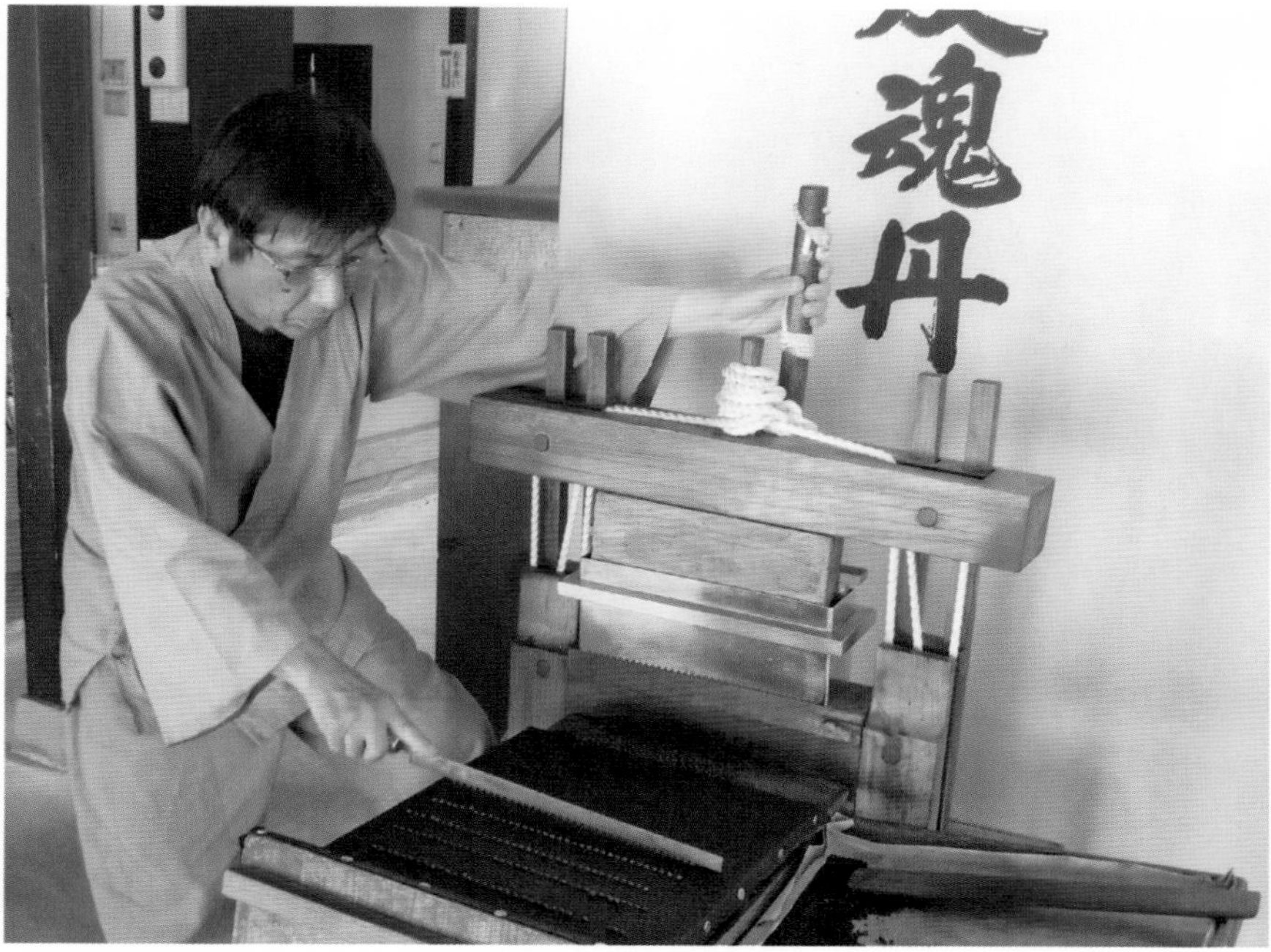

丸薬師 相山外次さん

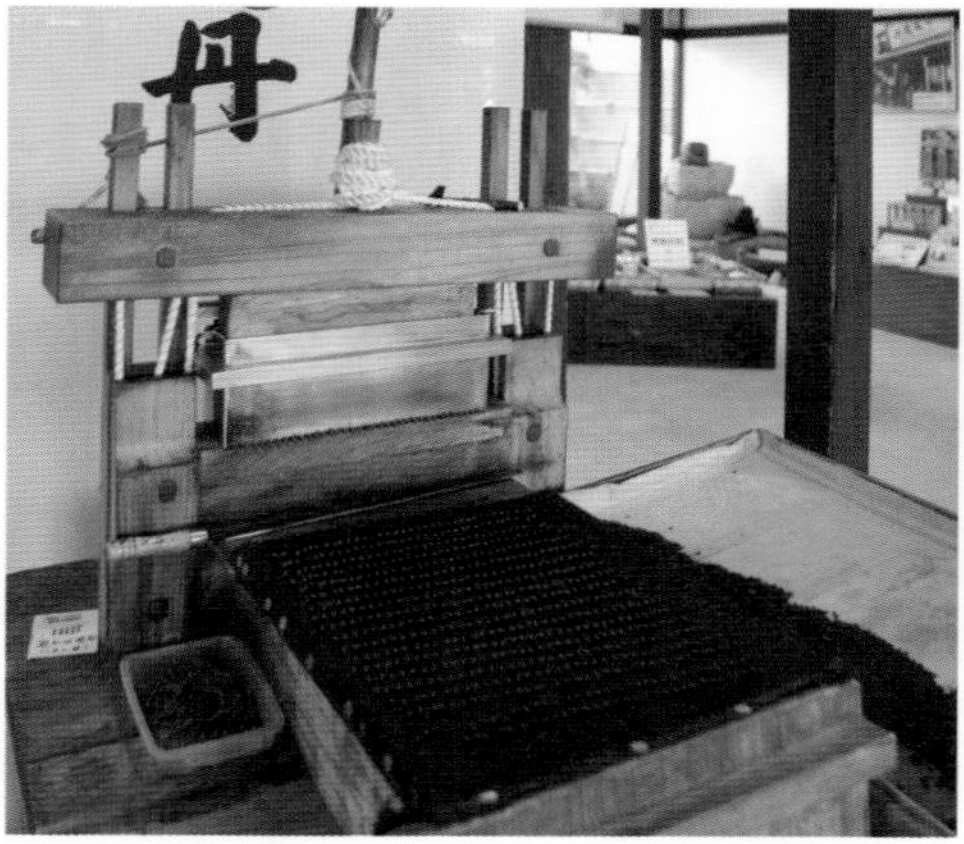

丸薬機
釘を使っていないため、縄をほどくとバラバラになり箱に収められます。丸薬師さんたちは、それぞれ自分の丸薬機をもっていたそうです。

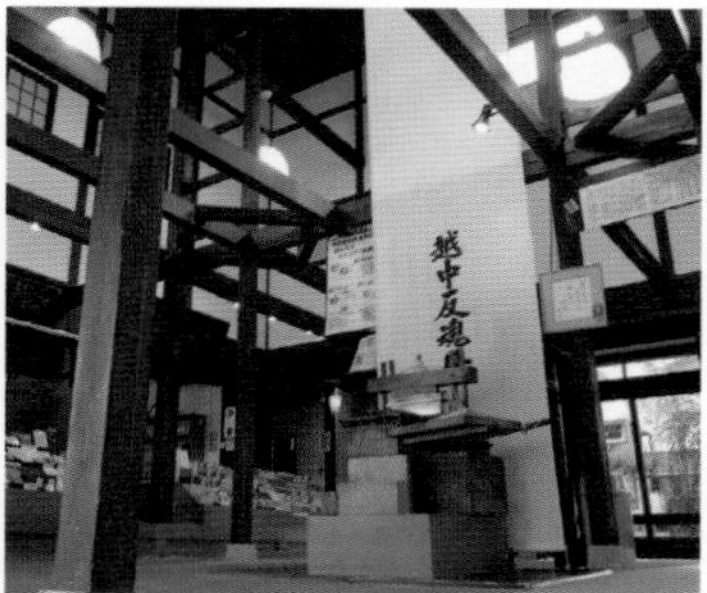

丸薬機が中央に置かれた池田屋安兵衛商店。

丸薬の良さと作り手の思い

植物や動物、鉱物を原料とする生薬を組み合わせて作られる和漢薬は、古くは煎《せん》じて飲んだり、水に溶かして飲んだりされてきました。これを苦みやにおいを抑えたり、必要とする量を減らしながらも、スムーズに飲み込め、効率的に体の中で作用できるよう工夫されたのが、丸薬だと考えられます。

製造するにあたっては、カビやすいとか、溶けにくいだとか、原料の配合の難しさなどもあります。さらには、伝統的な処方というのは、かなり複数種類の生薬が組み合わさっています。その処方のバランス、各生薬、成分の配合理由は、まだ全てはわかっていませんが、先人達の努力で近代の医学の発展とともに解明されてきました。

とはいうものの、配合の組み合わせと量により、効果が変わってしまうため、安易にその組み合わせは変えられません。そのため同じ丸薬でも基本の生薬を押えながらも、各社のバリエーションがあります。

こうして製造されている六神丸などに代表される富山の丸薬は、服用されているお客様の反応も特別なものです。製造するメーカーさんは、「もっと機能的な薬の形もあるかもしれませんが、処方と剤形がセットとなって長く愛用されてきた歴史的な経緯に対して謙虚でありたい」といわれます。

今後ずっと生薬というものを原料として薬を作っていく上で、ワシントン条約や環境問題など、難しい問題があります。新しい代替原料というよりも、目の前にある長く飲まれてきてすばらしい効能の素材をもっと解明していく必要があると考えられます。

製造工程

富山で100年以上一貫して生薬を丸剤(丸い形のくすり)にした和漢薬を主に製造しているメーカーさんがあります。現在でも、50年以上次のように丸薬を製造されています。

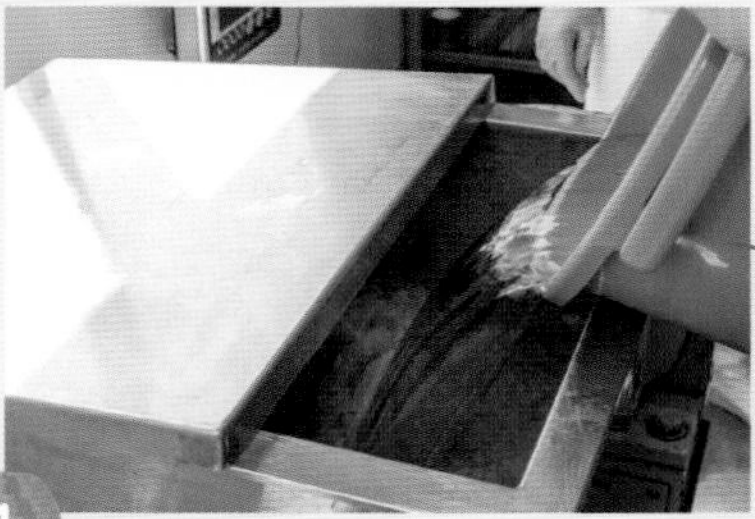

1 材料と水を入れてこねる。

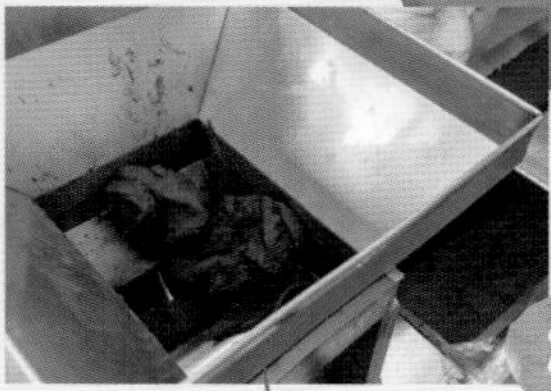

2 混ぜ合わせ
粘土状にする。

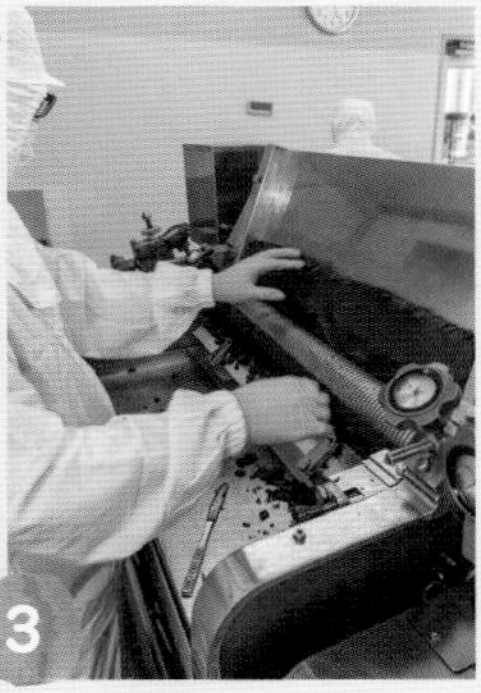

3 粘土状になったものを
製丸機に入れる。

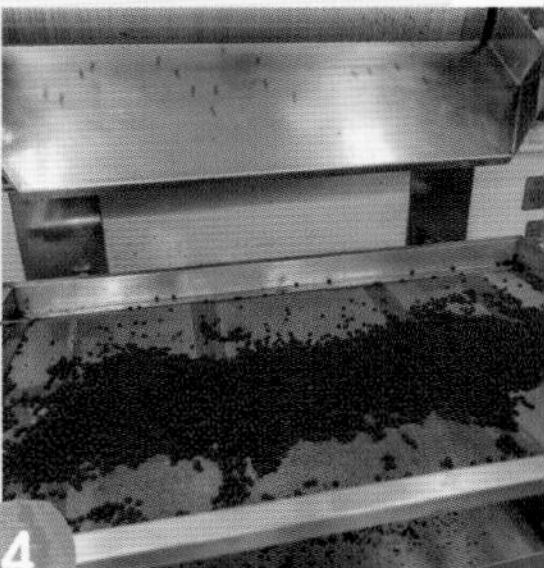

4 揉《も》んで製丸し乾燥させる。

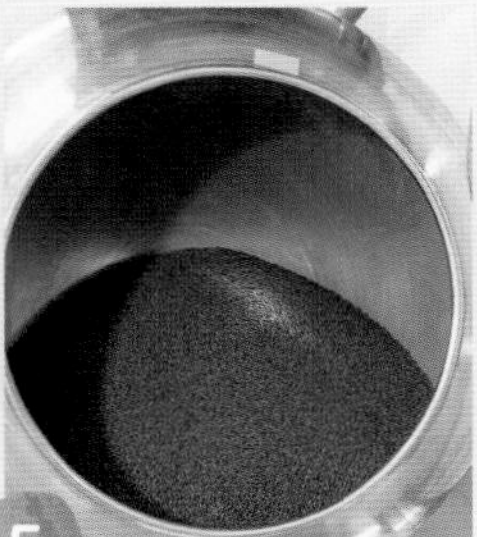

5 コーティング（艶《つや》出し）する。

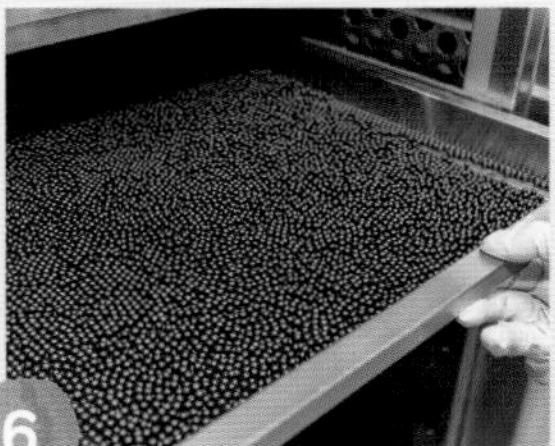

6 さらに乾燥させる

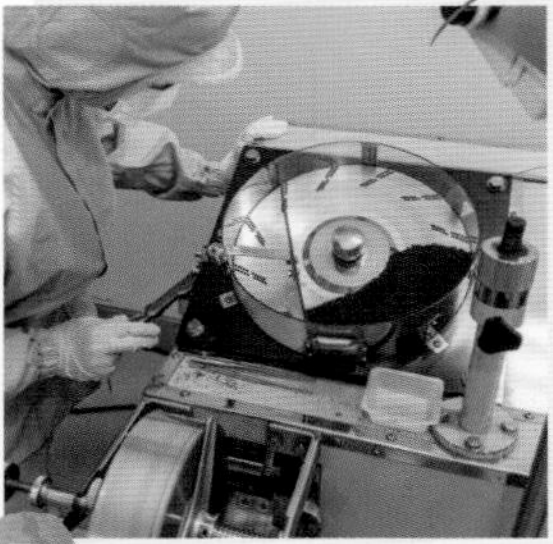

7 充填する。

できあがり

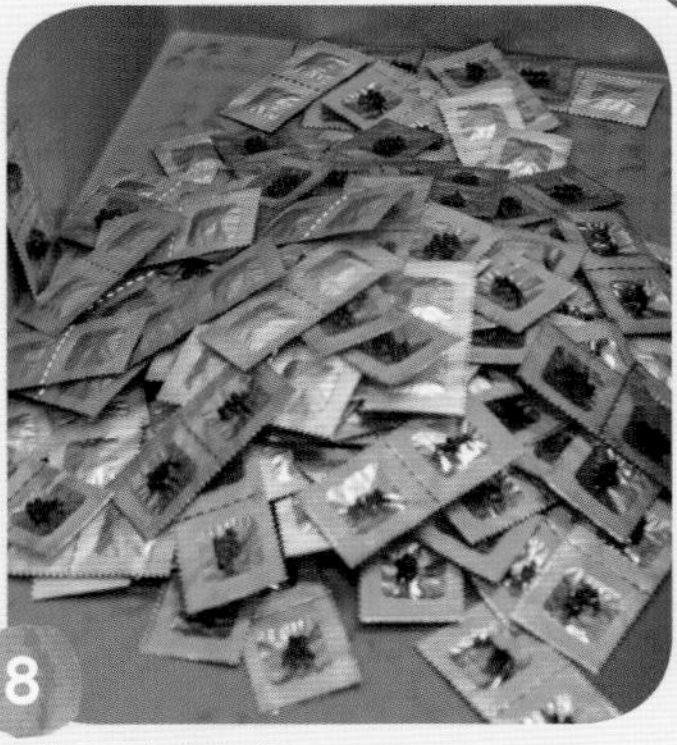

8 包装して出来上がり。

（協力：養命製薬株式会社）

続包装と紙①

大正時代〜昭和戦前期——二十世紀の前半

明治時代あたりまで、薬袋は主に売薬さんの手で刷られ、袋に加工されていましたが、大正時代に入ると専門の印刷会社で印刷されるようになりました。さらに包装改良の活動も始まり、昭和初期にかけて包装印刷は発展していきました。その中で、印刷会社に広告図案部などが設けられるようになり、薬の包装デザインにも当時の流行を追ったものが見られるようになったのです。

またこの頃、薬の包装にも徐々に変化が現れはじめました。例えば、練り薬の容器として使われていた曲物《まげもの》も、明治末期にはブリキ缶が取って代わるなど、金属製やガラス製などの薬容器の製造が激増していったのです。

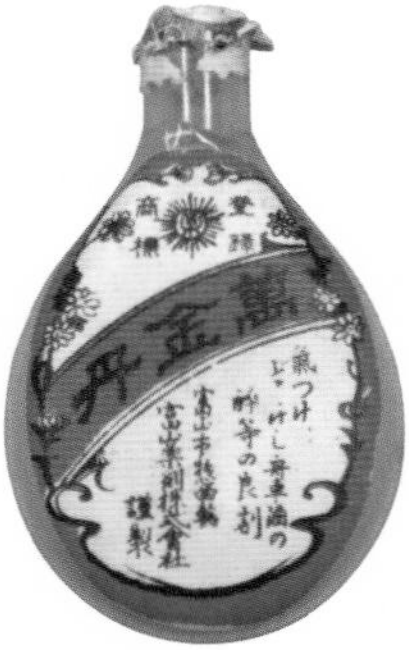

ガラス瓶「万金丹」
（所蔵：東亜薬品株式会社）
この頃になると、粒状の小さな丸薬は、このような小型のガラス瓶に包装される例が増えていきます。

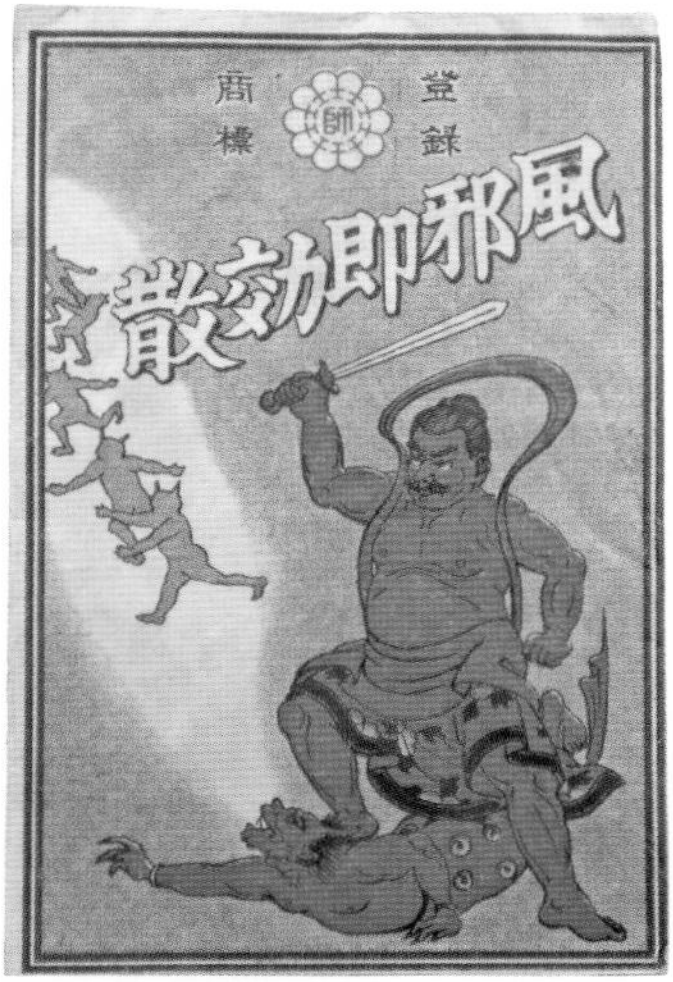

薬袋「風邪即効散」
（所蔵：東亜薬品株式会社）
仏教の守護神である仁王様が、風邪の悪鬼を追い払っています。このような伝統的なデザインは、この後も引き続き見られます。

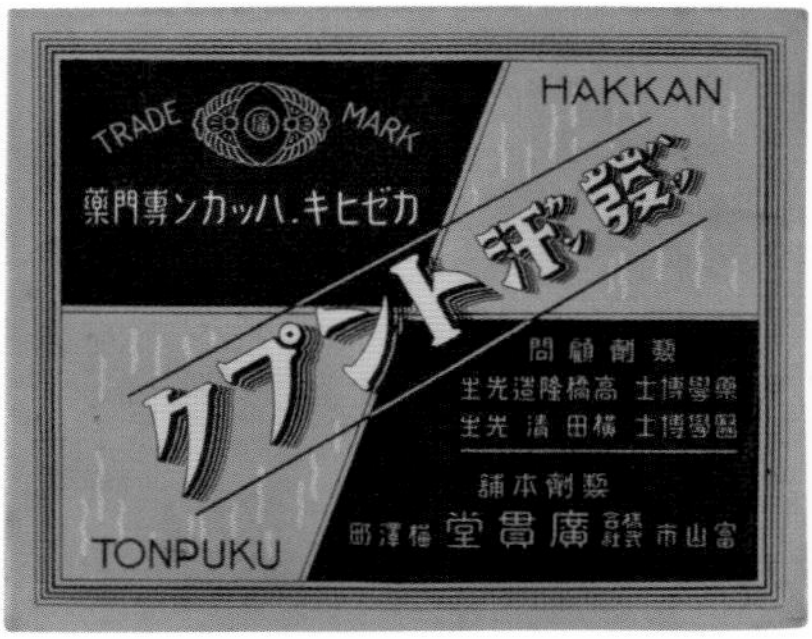

薬袋「発汗トンプク」
（所蔵：富山市売薬資料館）
ミミズのように白く描かれているのは何でしょうか？それは汗です。商品名のとおり、飲めばよく効くことを直接的に示したデザインなのです。

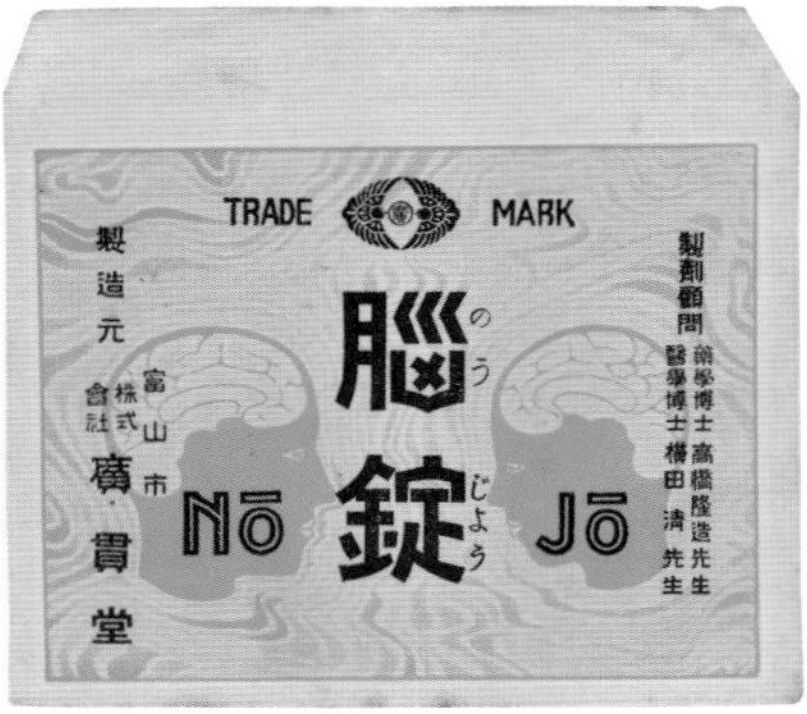

薬袋「脳錠」
（所蔵：富山市売薬資料館）
脳みそを露《あら》わにして向かい合う男女の周りを、墨を流したような模様が取り巻いています。この模様は頭痛をあらわしており、渦を巻いたようなデザインで、その悩ましい痛みを表現しているのです。

情報ネットワークとしての「薬売り」

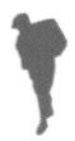

宮崎　緑

情報を制するものが時代を制すという事実は今昔を問わない。我が国初の武家政権が発足した鎌倉時代、幕府は律令制下の宿駅制をさらに整備して御家人ネットワークを築いていた。守護は交通関係の事務を職掌し、常に公用の馬の乗り継ぎができるよう手配を整えていたという。テレビも新聞も無い当時にあって、最大のメディアは「人間」である。

　鎌倉と京都を結ぶ飛脚は、幕府の規程では通常七日、至急の際には五日で情報を伝達していた。一般の旅では二週間ほどの行程だ。『十六夜日記』の阿仏尼は十四日、『海道記』では十五日かけて移動していることを考えると、幕府が情報伝達を如何に重要視していたかよくわかる。

　今日のように情報過多の時代では、どの情報をピックアップしてどれを捨てるか、取捨選択の判断如何で見えてくる「現実」が異なってくる。状況認識にズレが出れば、それを受けての政策に成否がかかってくるのは必定、社会統括に必要な情報の正確な把握は政権安定の土台でもある。守護地頭の制度は、よく練られた情報システムでもあったのだ。

　実は、国際情報もそれなりに把握されていたようだ。日本最古の築港である和賀江嶋を通して、中国及び中国を経由したその他世界の情報がかなり正確に入ってきたと伝えられる。元寇は結果的には神風で一件落着となったが、その動きについては幕府サイドにある種の心構えができていたとみられる。ちなみに時代が一気に飛ぶが、ペリー来航は何か月も前から江戸表に情報が入っていた。

じょうきせん　たった四はいで　夜も眠れず

なるお茶にかけた川柳があるが、黒船はいきなり浦賀に現れたのではない。はるか南、喜界島をダイヤモンド島と名付けたりしながら、黒潮にのって北上してきたのであり、南西諸島からの情報は船隊よりずっと早く、迅速に中央に届けられていた。

もちろん、鎌倉時代の守護地頭ネットワークと違い、戦国期や江戸期のように地方が国ごとに分かれて移動の柔軟性を制限されると、情報伝達の担い手は勢い限られてくる。松尾芭蕉の奥の細道が、弟子の曾良によるスパイ行脚だった、などと言われる所以である。

そこで、脚光を浴びるのが「富山の薬売り」である。

全国津々浦々、詳細な個人情報を収集し、毎年それをアップデートできる貴重なメディアであったといえよう。置き薬でその家族の健康状態が把握でき、近隣の冠婚葬祭を熟知し、ご近所付き合いを媒介する。

今風にいえば、パーソナルメディアのネットワーク、一種の人間版インターネットといえるだろう。秀逸な情報システムだ。しかも、担い手のお人柄が良いとなれば、誤報や虚報、週刊誌的な誹謗中傷を排した、上質な事実情報の宝庫となる。我が国の誇る情報文化と言っても過言ではないだろう。

往時、緊急の情報伝達は狼煙だった。拠点で次々に狼煙をリレーして急を報せるのだが、これも考えれば「光通信」である。

ＳＮＳの台頭する今日、世界ではＩＣＴやＡＩがもてはやされているが、実は、我が国にはとっくにそうした情報ネットワークがあったのである。

（大学教授・鶴岡八幡宮総代）

続 包装と紙②

昭和戦後期――二十世紀の後半

第二次世界大戦が終わり、富山の売薬業は昭和三十年代に最盛期を迎えました。

この頃のパッケージを見ると、戦後登場した様々な新しいモノが描かれています。例えば速効性を強調したい場合、まず特急電車、次にジェット機を登場させました。また、最新の科学技術を象徴するものとして、ロケットや宇宙ステーションも取り上げたのです。

さらに、売薬の伝統的なイメージから脱却しようとしたパッケージも見られます。効能や魅力などを直接示す図柄は使用せず、薬品名、製造・販売者名などの文字を中心にデザインしたもので、大手製薬メーカー製の大衆薬の影響を受けたのでしょう。

このように、時代の変化とともに、薬のパッケージデザインも変化していったのです。

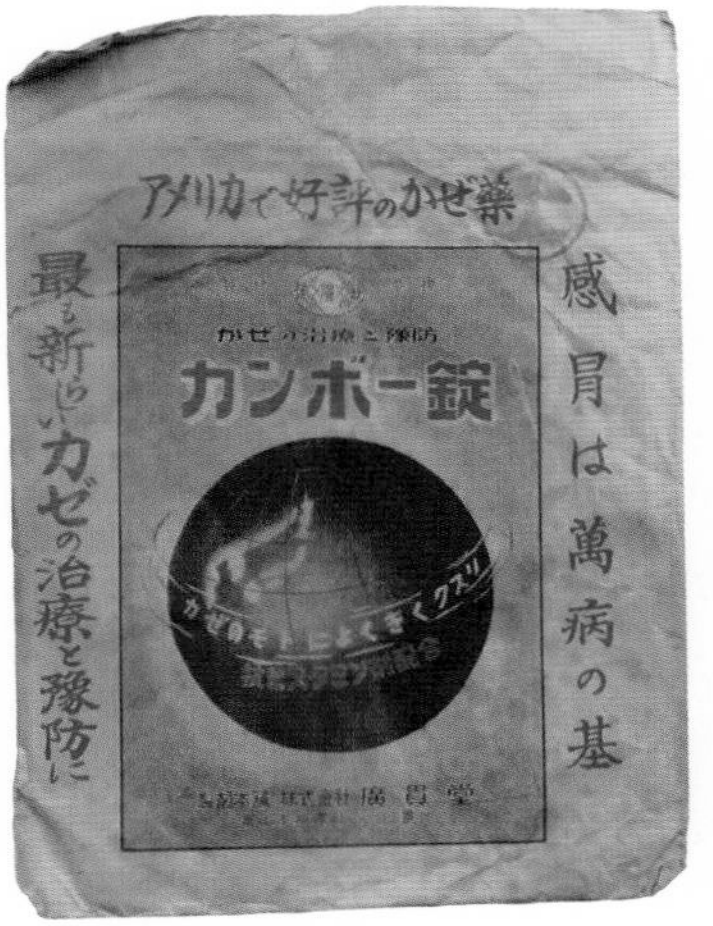

薬袋「カンボー錠」
（所蔵：東亜薬品株式会社）
地球の周りを「カゼのモトによくきくクスリ」という文章が、まるで人工衛星のように回っています。昭和30年代、宇宙時代が幕を開けた頃のデザインです。

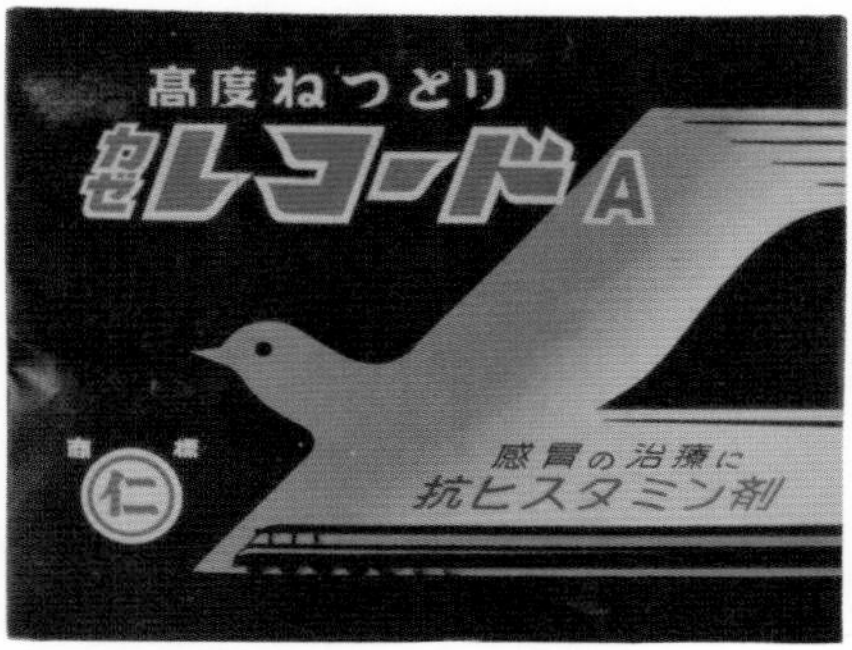

薬袋「カゼレコードA」
（所蔵：富山市売薬資料館）
空を飛ぶツバメのように速い特急電車が描かれており、速効性を強調しているのでしょう。昭和33年に、電車特急「こだま」が登場したことを反映したデザインとみられます。

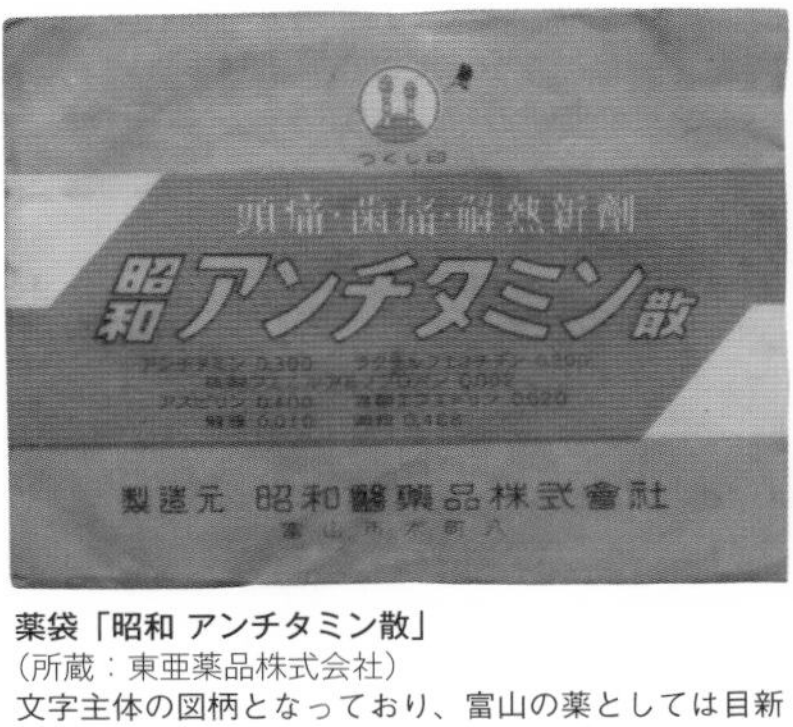

薬袋「昭和 アンチタミン散」
（所蔵：東亜薬品株式会社）
文字主体の図柄となっており、富山の薬としては目新しさを感じます。赤い部分は、昭和の「S」をデザインしたものでしょうか。

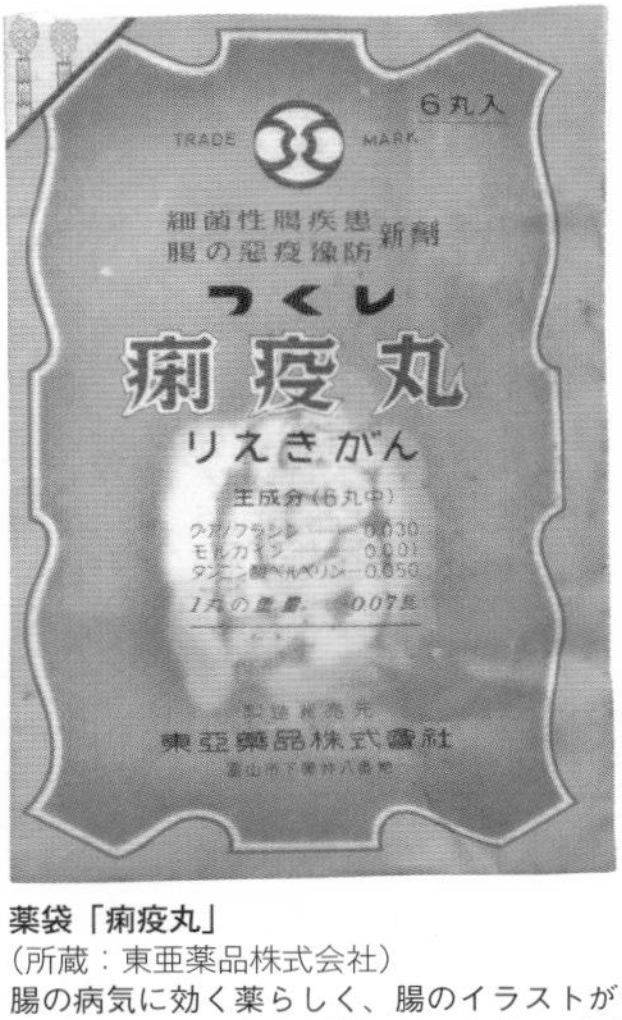

薬袋「痢疫丸」
（所蔵：東亜薬品株式会社）
腸の病気に効く薬らしく、腸のイラストがあしらわれています。腸はレントゲンで写したような図様となっており、科学的な薬であることを強調していると見られます。

薬箱

須藤　晃

僕は富山の中央部、現在の射水市の小杉町生まれである。中学の修学旅行の時に関西のバスガイドに「富山はやっぱり薬臭いんですか？」といわれ、大学に入学した時も知り合った友人が「薬売りって今でもいるの？」と質問してきた。今から半世紀前には富山といえば世間の認識は薬売りと黒部ダムだった。

少々的を外れた話になることを恐れずに僕の置き薬話を書く。もちろん家にも赤い薬箱があったし、すぐ近所に売薬さんもいた。しかし僕の思い出は祖母と関係している。八歳の時に祖父が亡くなり、一人になった祖母を気遣い、家に泊まりに行くようになった。祖母は雑貨屋をやっていて、一階は店と茶の間と台所と便所。風呂は五右衛門風呂だった。そして二階があり、足の悪い祖母は上には滅多に行かなかった。僕にとってはその二階の部屋は秘密基地のような存在になった。どこからも光が入り込む隙間がないような部屋にもぼんやりと火事の後のような煙った空気が漂っていて、墓地のような冷気が漂い、白熱電球のフィラメントは切れていて紐を引いても点灯しない。そして部屋よりも広い物置があった。埃だらけの小窓からわずかに差し込む西陽で中が見渡せた。店には子供向けの駄菓子も売っていて「つまんこ」と呼ばれたくじを引いて当たりが出ると景品がもらえた。女の子向けのプラスティックの指輪とか、ミニカーもどきの安物のプラモデルとか、グリコのキャラメルについてくるおまけよりは少し高価な印象を与えるようなものだった。小さな短冊を舐めると「あたり」とか「スカ」とか書かれていた。当たりはなかなか出なかった。赤い飴に糸がついたものや塩昆布を舐めながら、二階のだだっ広い部屋で昼寝をした。そんなある日のこと、僕は物置を探索して、壊れた柱時計や大量の銀玉や大人の女性が渓流で裸になってポーズを取る雑誌や履き古して潰れた革靴や目玉の取れた人形やカビ臭い厚手の外套や木彫りの馬の置物と一緒に、黒い漆塗りの箱を見つけた。その中身は古い薬袋だった。恐る恐る懐中電灯でこっそり覗き込むと薬の束の中に中国の伝説の魔王のような絵のもの、母親が乳児に乳をやる絵、古い漢字で起死回生と書かれた袋などがあって、僕はいくつかをポケットに入れ込んだ。そして真夏の熱にうなされていたのか、頭が痛かったのか、どこか秘伝の妙薬を見つけた興奮があったのか、そのいくつかの袋を破ってラムネで流し込んだ。取り憑かれたようにやった。ドキドキした。祖母の家とはいえ、してはいけないこと、見てはいけないものを見た気がしたんだろう。その後のことをあまりよく覚えていない。暗くなって祖母に促されて五右衛門風呂に入り、小窓から裏庭にいる綿羊にずっと話しかけてのぼせて倒れた。下敷きの簀子が外れて足にやけどをした。その痕は今も残るが、祖母もとっくの昔に亡くなりその家ももうない。様々な薬が必要な年になってしまった。今こそあの薬箱があったらなと思う。

（音楽プロデューサー）

続包装と紙③

紙商《かみしょう》

紙商は、富山売薬の必需品であり薬袋や包紙、帳簿類などに使う紙を製造元から仕入れ、薬種商や売薬商人、売薬版画の版元などへ納めていました。

江戸時代には、八尾地域で生産される和紙を仕入れていましたが、明治三十三年に北陸線の富山駅が開業してからは、和紙に代わって洋紙が急激に増加しました。富山売薬の生産量の拡大に伴って、紙の消費量が増大し、大阪など仕入れ先を拡大し、大量取引を行いました。

大正時代には、薬袋に使われる紙質の向上が薬の品質や信用を高めることにつながると考え、研究を重ねて改良したり、防湿力や薬剤変化がより少なく安価な紙の輸入、印刷技術の進歩に合わせた紙の供給に取り組んだりしていました。

紙商の中には、紙風船など得意先におまけとして配られた進物を売薬商人に収める売薬進物商も兼ねている場合もありました。

紙商は、富山の製薬会社や印刷会社とも縁が深く、現在も引き続き医薬品産業や印刷産業への紙の供給を行っている業者や、印刷紙器業として発展を遂げた業者など、時代を越えて今日へとつながっています。

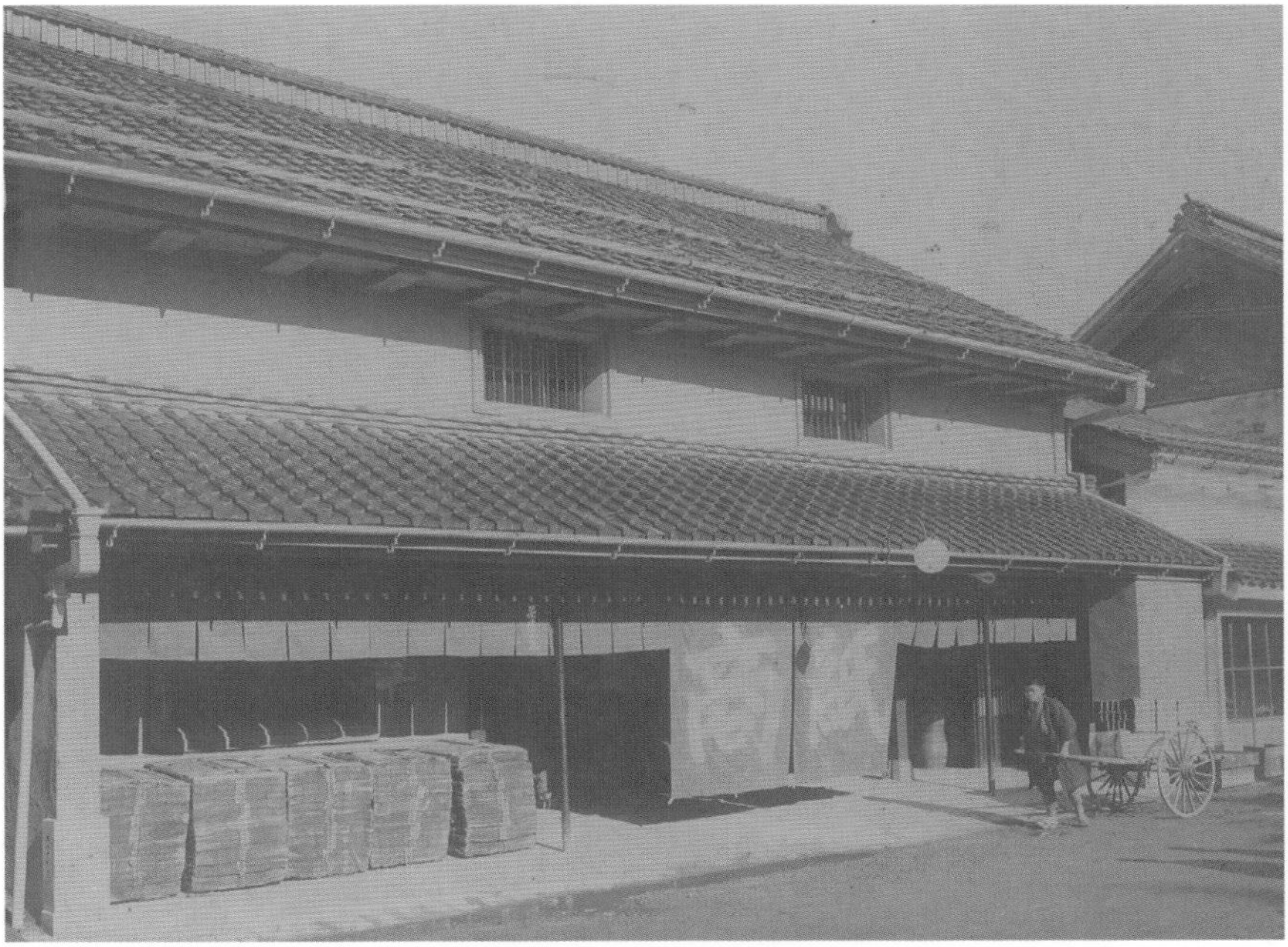

明治６年創業の若林商店、山口県に懸場を持っていた三室屋がルーツ。（明治 32 年大火罹災後）

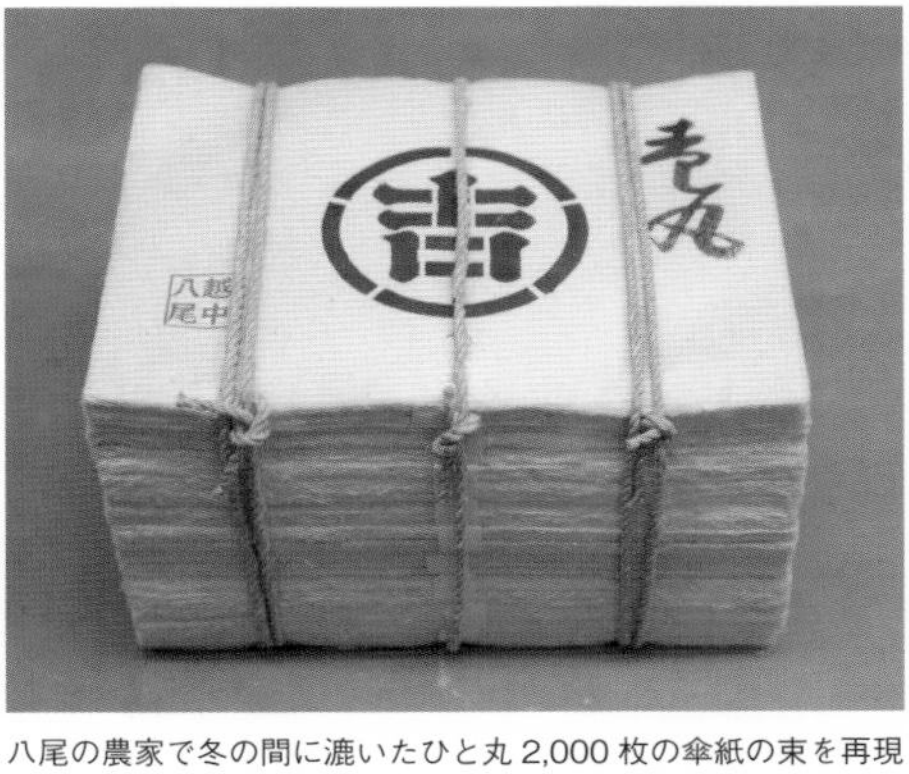

八尾の農家で冬の間に漉いたひと丸 2,000 枚の傘紙の束を再現しました。春の雪解けとともに、丁寧な荷姿で出荷されました。（提供：有限会社桂樹舎）

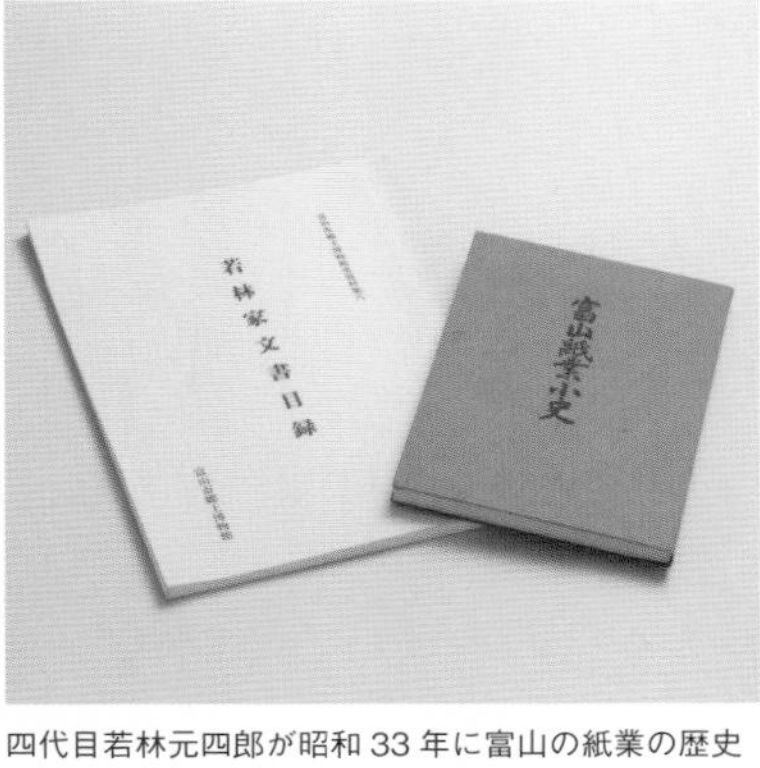

四代目若林元四郎が昭和 33 年に富山の紙業の歴史を記した「富山紙業小史」（右）、若林家文書目録（左）

わたしと「富山の置き薬」――ナガセさんの救命薬

窪島誠一郎

昭和二十五、六年頃のことだ。

私はまだ小学校の四年生くらいだったと思うが、ある日学校から帰ってくると、見知らぬおばさんがオンボロわが家の板の間のすみに寝ていて、母親のはつが額の上の濡れ手拭いを取りかえたり、匙ですくった水を口にそそいだりして看病していた。

まだ戦争が終ってまもなかった頃で、すっかり空襲でやられた私たち親子三人の住む東京世田谷の明大前も食べ物がなかった。のちに総理大臣になる池田勇人蔵相（当時）が、「貧乏人は麦を食え」という暴言を吐いて物議をかもしたりしていたが、「麦メシ」にもありつけない人がそこらじゅうにあふれて、今でいう「ホームレス」、「物乞い」する人や他人の家の軒先に無断で寝る人、いわゆる「行路病者」とよばれる病もちの浮浪者があちこちにいた。

だが、まさか一日の食にもコト欠くわが家にまで、その「行路病者」が住みつくなんて信じられなかった。「行路病者」のおばさんは、たしか「ナガセさん」とよばれていた五、六十代の女性で、彼女は私の家の板の間に薄ブトンを敷き、そこで約一ヶ月間寝たきりの生活をおくった。明治大学和泉校舎の校門前で靴の修理をしていた父親の茂とはつは、自分たちの食料をへらして、ナガセさんにおかゆをつくって食べさせていた。幼かった私は、「そんなにまでして見も知らない人の世話をすることはないのに」と思ったものだ。

そのとき、ナガセさんの病気を救ったのが、ふだんから私たちも頼りにしていた富山の置き薬で、夜中にナガセさんが苦しげな声をあげると、はつが台所の柱に吊るしてある赤錆色の薬袋をかかえてきて、なかから大事そうに熱さましや腹痛止めの粉薬を取り出し、フトンの上に半身を起したナガセさんの口にふくませた。病状が落ち着いて、ナガセさんが寝息をたてはじめると、茂とはつは安心したように自分たちのフトンに入る。

　忘れられないのは、ナガセさんがだいぶ回復してきたある日、はじめて親たちがナガセさんに「麦メシ」をあたえたときのこと。美味しそうにタクアンといっしょに「麦メシ」を食べていた彼女が、とつぜん大きな声を出して泣き出した。ナガセさんは口いっぱいに「麦メシ」を頬ばりながら、オイオイとしゃくりあげて泣く。小学生の私の眼にも、それは茂やはつの献身的な看病に対するナガセさんの感謝の涙であることがわかった。

　ところが、それからほんの何日かして、事態は思いがけない方向に進む。

病が小康を得ていたある日、ナガセさんは茂にもはつにも何も告げずに、私たちの留守中にふいに姿を消してしまったのである。しかも、押入れの柳行李のあいだに仕舞ってあったはつの財布と、台所に吊ってあった赤錆色の「富山の置き薬」までが袋ごと持ち去られている。ナガセさんはあれほど懸命に彼女を看病し、美味しい「麦メシ」までごちそうしてくれた茂やはつの善意を裏切って、どこかへ失踪してしまったのである。

　ふしぎだったのは、そんなナガセさんの狼藉になぜか両親がひどく寛容だったことだ。交番や警察に被害届を出した気配もなかったし、その仕打ちをそれほど恨んでいるようすもなかった。それどころか、「ナガセさん、富山の薬ごっそり持ってゆきよったから、病気もすぐに治るやろな。」はつは失踪後のナガセさんの病状まで心配しているのである。あれはなぜだったのだろう。「富山の置き薬」ときいて、私が思い出すのはあの七十年も前の未解決事件である。

（作家）

売薬さんの進物

続 売薬版画

富山の売薬文化を語る上で欠かせない「売薬版画」。鮮やかな図柄は多くの人に愛され続けてきました。中巻では江戸中期以降のものをご紹介します。

1 【明治後期～大正時代】

明治時代中期は売薬版画の最盛期です。当時は役者絵が画題の主流でしたが、福の神を描いた福絵、また物語や伝説などの有名場面から取材した物語絵などもありました。そこで今回は、物語絵の中から尾竹国一《おたけくにかず》が描いた「雪中小原之関《せっちゅうこはらのせき》」を紹介しましょう。

時は平安時代末期、平清盛《たいらのきよもり》の権勢に不満を持った源義朝《みなもとのよしとも》は、清盛打倒のため平治《へいじ》の乱を起しますが失敗しました。このため義朝の妻で、当時絶世の美女として知られた常盤御前《ときわごぜん》は、今若《いまわか》丸、乙《おと》若《わか》丸、牛若《うしわか》丸の三人の子供を連れて、京都から大和国へと落ちのびます。雪の降る中、今若と乙若の手を引き、まだ小さい牛若を懐《ふところ》に抱いて先を急いだところ、義朝方の残党を捕えるため設けられた木幡《こはた》の関（題名は小原の関）にさしかかりました。本作はまさにその場面、関所を前に思い悩む常盤を描いているのです。

この物語は、浮世絵でもしばしば取り上げられ、多くの場合、激しく降る雪を笠で防ぎつつ子を連れて歩く姿を描いており、悲哀感を強調したものとなっています。しかし、本作は一面の雪景色ではあるものの、雪降る中を行く図とはなっておらず、常盤の哀話だけを強調しようとしたわけではなさそうです。画中の常盤は、右奥に見える木幡の関を振り返って見ているような姿に描かれています。これは浮世絵の美人画によく見られるポーズで、振り返った女性の体の動きの美しさを表現しようとしたものです。したがって、哀話を踏まえつつも、絶世の美女としての常盤を描こうとしたといえるでしょう。

　版元は、明治時代中期に売薬版画や引札などを手がけた熊本甚四郎《じんしろう》（錦広堂《きんこうどう》）で、明治二十六年五月に出版されました。発行年月日や発行者などが明記してあることから、売薬進物としてだけではなく一般の人々にも販売されたとみられます。

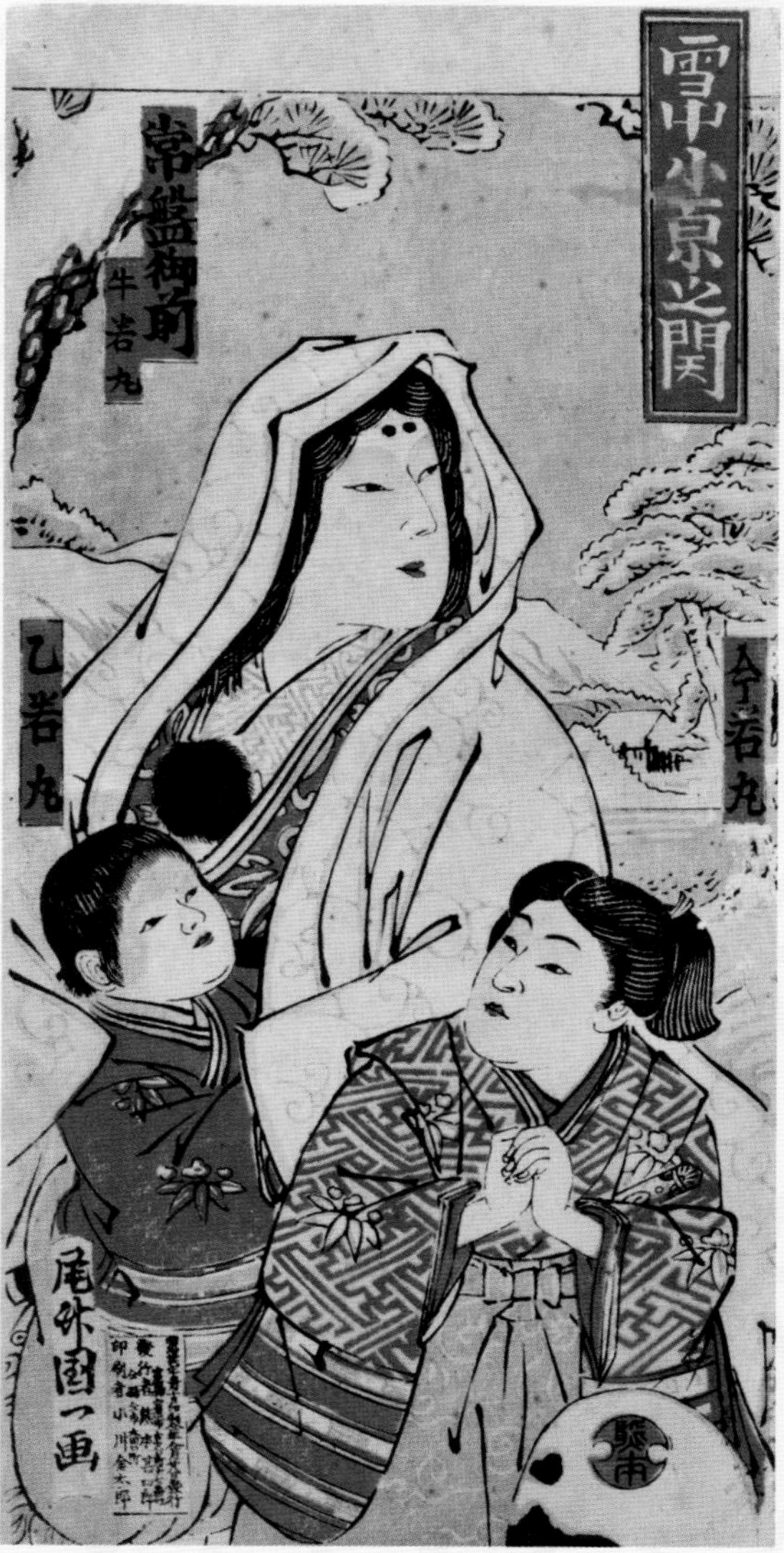

雪中小原之関
尾竹国一画
（所蔵：富山市売薬資料館）

2

【明治時代中期】

この作品、「源《みなもとの》義家《よしいえ》勿来《なこそ》の関《せき》を過《す》ぎ桜花《おうか》を見《み》て和歌《わか》を詠《えいぜ》せし図《ず》」は、売薬版画の歴史では末期にあたる明治時代末から大正時代頃に制作されたものです。役者絵がほとんどを占めた当時としては珍しい武者絵《むしゃえ》で、平安時代の武将源義家を取り上げています。義家は若い頃から武名をあげ、後《ご》三年《さんねん》の役《えき》では奥州を鎮定し、「天下第一武勇之士《てんかだいいちぶゆうのし》」と称えられました。本作は、義家が後三年の役に勝利した帰り道での故事を描いています。

鎧を着けて馬に乗った義家は、福島県いわき市にあった勿来の関（画面左側）を通りがかったところです。関の周辺は今ちょうど桜の季節で、頭上の枝は満開、足元にも花びらが舞い散っています。この時義家は、桜の散る様子に感じるものがあり、画面左上に記された歌を詠みました。「吹く風は勿来の関と思へとも道もせにちる山桜かな」

ポイントは、「勿来の関」という名前です。この関は、東北地方に住む蝦夷《えみし》の人々の侵入を防ぐために設置されました。勿来は「来《く》る勿《なか》れ」という意味で、蝦夷の人々に向けて「来るな」といっているのです。義家はこれを踏まえ、風に対して来るな＝吹くなといっており、この歌の大意も「勿来の関なのだから、吹く風に来ないでくれと思うのだが、道をふさぐほどに山桜の花びらが散っていることだなあ」といった感じでしょう。

この歌は勅撰和歌集《ちょくせんわかしゅう》の一つである『千載和歌集《せんざいわかしゅう》』に入集し、勿来の関の名を特に有名にしました。このように義家は、武だけではなく文の道にも長けていたからこそ、「武家《ぶけ》の長者《ちょうじゃ》」と称されたのでしょう。

本作の版元は吉尾達二で、この作品では「吉尾印刷」を名乗っています。吉尾はその後、売薬進物商に転換し、吉尾寿恵広堂《すえひろどう》として昭和戦後期まで営業を続けました。

㊟画中に記された歌の冒頭「吹く風は」は誤りで、正しくは「吹く風を」です。

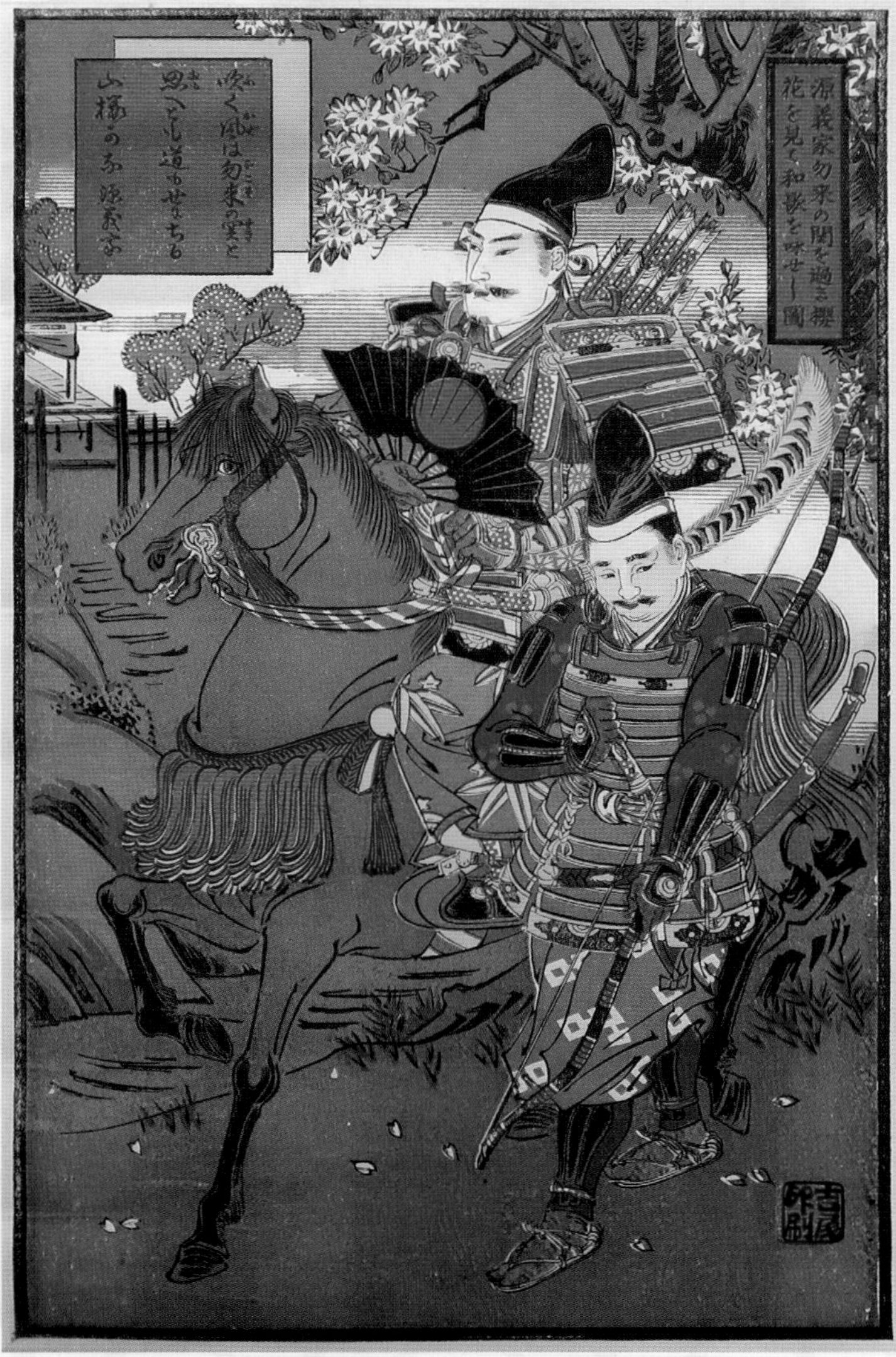
源義家勿来の関を過き櫻花を見て和歌を咏せし圖
吹く風は勿来の関と
思へとも道もせにちる
山櫻の花 源義家

源義家勿来の関を過き桜花を見て和歌を咏せし図
絵師不詳
（所蔵：東亜薬品株式会社）

宝島の昆布

河合民子

幼い頃に聞いた物売りの声を思い出す。不思議に粘った声で寝ている私を起した。布団の中で物売りの担ぐ箱の中身を想像し、それが通り過ぎるのを待つ。浪曲で鍛えたような男の声は、夜遅くやってきて、

ぼたもーちぃー、いなりーずぅしぃー

と抑揚をつけながら歌っているようだった。

中学の頃まで、那覇の町中にも、物売りがきた。朝早く鈴の音がすると母に言われて鍋をもって家を飛び出した。父の好物のユシドウフ売りが、手押し車のような小さなリヤカーに木桶を積んでゆっくりとやってくる。鍋を差し出すと、桶の蓋があき、湯気がたち、ぷうんとゆでた大豆の匂いがして、ぷるんぷるんと固まる前の豆腐が揺れていた。ユシドウフは金属のお玉で切られるように掬われて、鍋に収まる。私はそれを持って帰るのだが、ゆるゆるの豆腐の暖かさを両手に感じながらとても楽しい気分だった。特に豆腐が好きだったという訳ではなく、きっと物売りがやってくるのが好きだった。物売りは私の当たり前すぎる日常に、鈴の音を響かせて、または、練りあげられた飴のように甘い声で囁きながら、秘密のようにやってきた。箱の

中には宝物でも入っているように、それをそうっと抱えながらやってくる。

　琉球王朝時代に中国皇帝の代理の使節団を接待するためにつくられた「組踊」という芸能がある。その八番「大川敵討」という物語の中にも魅惑的な、村原という物売りが登場する。「唐や大和の珍し物、匂い鬢付、香しや物、丁子、白檀、甘生姜、刻み煙草」も持っています、と口上しながら、村や城を巡り、敵討ちをする。村原がもつ箱の中には、琉球王国の交易品がいっぱいで、人々はうっとりと見入ったのだろう。

　琉球王国を支えたのは、中国との交易だったが、一六〇九年以来、薩摩藩の管理下に置かれた。しかし、対中国にはその存在を隠す政策が取られ、国王が交替するたびにやってくる使節団を前に「ヤマトめきたるもの」が消えた。それは薩摩藩の役人であり、日本の年号であり（暦であり）京銭であった。そんな中、一八〇〇年、李鼎元《りていげん》という官吏がきて、『使琉球記』※という記録を残している。見事な現代語訳も出版されている。その七月二十日に、「……一名、昆布がある。深緑色で、一種独得である。『山海経《せんがいきょう》』にいう『綸組』である。たずねると、宝島から買っているとのことで、この国の産物ではない」、宝島が何であるかを李鼎元ら中国側は十分承知していた。

　宝島すなわち薩摩藩へ大量に昆布を運んできたのが「薩摩組」と呼ばれた富山の薬売りの人たちだった。長崎経由・幕府管理の正規品の漢方の薬種より、中国・琉球・薩摩藩の密貿易のものを安価で手に入れた富山藩の薬だった。

　富山の薬売りが琉球王国にくることはなかったが、もしかしたらと思う。物売り村原が担ぐ箱の底には、こっそり富山の反魂丹が潜んでいたのかもしれない、と。

（作家）

※原田禹雄訳注『使琉球記』・二〇〇七年榕樹書林

置き薬と文化①

わらべうた

大人が、子どもに歌われることを目的につくった歌を「童謡」というのに対して、子どもたちの遊びの中から生まれ、口伝えで広まっていった歌を「わらべうた」といいます。「童謡」は、大正時代以降に西洋音楽の影響を受けて、詩人や児童文学者の手によってつくられました。そこには、理想化された純粋な子ども像が示されています。

一方、「わらべうた」の歌詞には、ふざけたものや下品なものがたくさん登場します。どこか大人たちの眉をひそめるところもありますが、そこには子どもたちの日常がありのままに現れていました。

「鼻くそまるめて万金丹」は、富山の売薬さんをからかったもので、全国的に広く流布していました。裏を返せば、富山の売薬が子どもたちに浸透していたということでしょう。子どもたちは、この歌を歌いながら、お土産の紙風船を楽しみに待っていたのかもしれません。

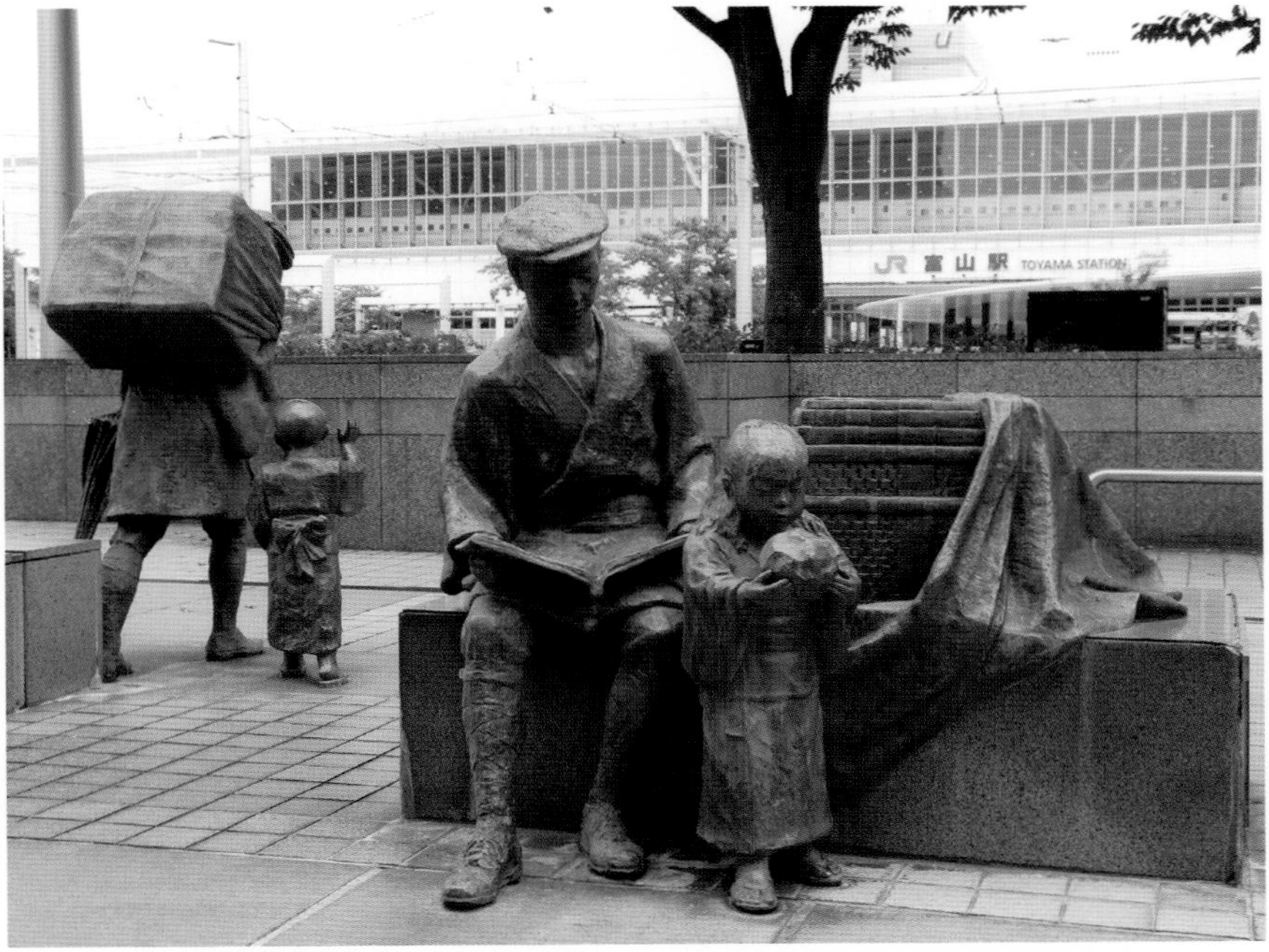

富山駅南口交通広場に建つ「富山のくすりやさん」（ブロンズ像）　平成４年3月15日建立、松田尚之作。

越中富山の　反魂丹《はんごんたん》
鼻くそまるめた　万金丹《まんきんたん》
それを飲むやっつァ　あんぽんたん

（『富山のわらべ歌』黒坂富治著より）

越中富山のアンポンタン
鼻糞まるめて万金丹
かぜ薬、それを飲む奴アンポンタン
馬の小便、水薬　ヤーイ

（『富山の薬売り』遠藤和子著より）

越中富山の反魂丹《はんごんたん》
鼻くそまるめて万金丹《まんきんたん》
それを飲む奴《やつ》　あんぽんたん《（ぼんやりもの）》

（『北陸のわらべうた』石崎直義著より）

心のふるさと

平松礼二

もうずいぶん古い話になるが戦後私たち家族は名古屋の北部にある古い農家を借りて住んでいた。どこにでも見られた茅葺きにトタンを被せた古い農家だ。古くてゆったりしていて家族はとても気に入っていた。この家は母が持主の郵便局長から気に入られて借りられたものだ。父は国家公務員で二〜三年毎の転勤続きで名古屋へ辿り着いてから暫くの後のことだった。当時主流?だったトントン板屋根の小さなバラック市営住宅に比べると比べものにならないくらい面白いこと、珍しいことがいっぱいある。聞くところでは建築は二百数十年前というから私たちの前からいろんな生きものが棲んでいる。十センチもある百足が枕元を悠然と横切ってゆく。裸電球の風呂で湯に浸かっているとボタッとなにか落ちてきた。うす暗い風呂でよくみると大きな青大将だった。今では信じられない光景だが当時はどこの里にもあったことだと思う。

南の庭に面して広い縁側があった。老人なら七・八人、猫なら十数匹は日向ボッコでゴロゴロできる広さだ。

ある日この縁側にニコニコしたおじさんがわが家にやってきた。ドカンと腰を下ろすと大きな柳行李をひい、ふう、みい、ようと数えつつ四段もの（重箱状の）を広げてゆく。おじさんの両横では姉たちや母が取り巻くものだが私と弟はなんとかして近づきたい。いつも私たちがおじさんを待っている「アレ」があるからだ。

おじさんは箱の中から慣れた手付で薬をとり出す。トンプク、熊の胃、ケロリン、実母散、救命丸、赤玉等間違っているかもしれないが今思い出せるのはこのくらいだが、当時縁側で広げられる薬の小さな市は私たち留守番家族にとって本当に助け船だった。なにしろ使うとき現金はいらない。親が不在がちな家庭の子供達にとってはほんとうに救いだった。私の家は父が転勤続き、母が仕事や町内会、趣味などで忙しい外向き女性で殆ど家にいない。あの超、超苦い熊の胃（正しい表示かどうか不明だが）に何度も助けられた。今もあの頃の熊の胃を思い出すと少々胃の不調も吹き飛んでしまう（勇気がある読者は今も売っていればぜひ一度お試し下さい）。

さて私や弟が待っていた「アレ」のことを話そう。おじさんはガキ共を空に舞い上がらせることの出来る神通力、紙ふうせんをいい子にくれるのだ。丸い紙ふうせんだけでなく四角いふうせんもある。これはガキ仲間の自慢大会にもっていってもユニークナンバーワンで自慢できる。薬売りのおじさんの前に正座して両手で受けとった。

紙か、ゴムでプウ〜と空気を入れると丸いふうせんが出来る。大昔から今まで一緒だ。しかし、四角い紙ふうせんは見たこともなかったのでガキ共の遊び場へ行けば注目になること間違いない。案の定ガキ共は集まってきた。そこで私はケロリンや熊の胃の宣伝を良く理解しないまま得意気に放言したものだ。もちろん丸や四角の紙ふうせんが貰えるきっかけとし。楽しくほろ苦く、せつない少年時代の思い出だ。

私などあまり画室から外に出ない方の仕事をしている。アトリエの片隅に恰好の良いボックスの薬箱があると嬉しい。そして専門の方が定期的に管理してくれたら尚嬉しい。

大型チェーンのドラッグストアも便利だが家族や人にピッタリ寄り添ってくれるのもありがたいことだ。これこそ小さな安心のふるさとだと思う。


（日本画家）

置き薬と文化②

富山家庭薬の歌

終戦からおよそ九年後の昭和二十九年四月、富山産業大博覧会が大々的に開幕しました。空襲で市街地の大部分を焼失した富山市の、復興した姿を全国に発信することが目的です。そのシンボルとして富山城天守閣が建てられ、「富山市民の歌」も制定されました。

同じころ、戦争で多くの被害をうけた置き薬もまた、敗戦から立ち上がり、復活をとげていました。富山市では、大博覧会を開催する機会に、富山の重要産業である置き薬の発展を讃《たた》える歌をつくることにしました。歌詞を全国から募集したところ八十八篇の応募があり、制定委員会で審査の結果、埼玉県の多木良介氏(*)の作品が選ばれました。作曲は、「富山市民の歌」と同じく、富山大学教授の黒坂富治氏に依頼しました。こうしてできたのが、「富山家庭薬の歌」です。

曲は民謡調で、歌詞には置き薬が国内だけでなく、海外にも広がっていることが歌われています。

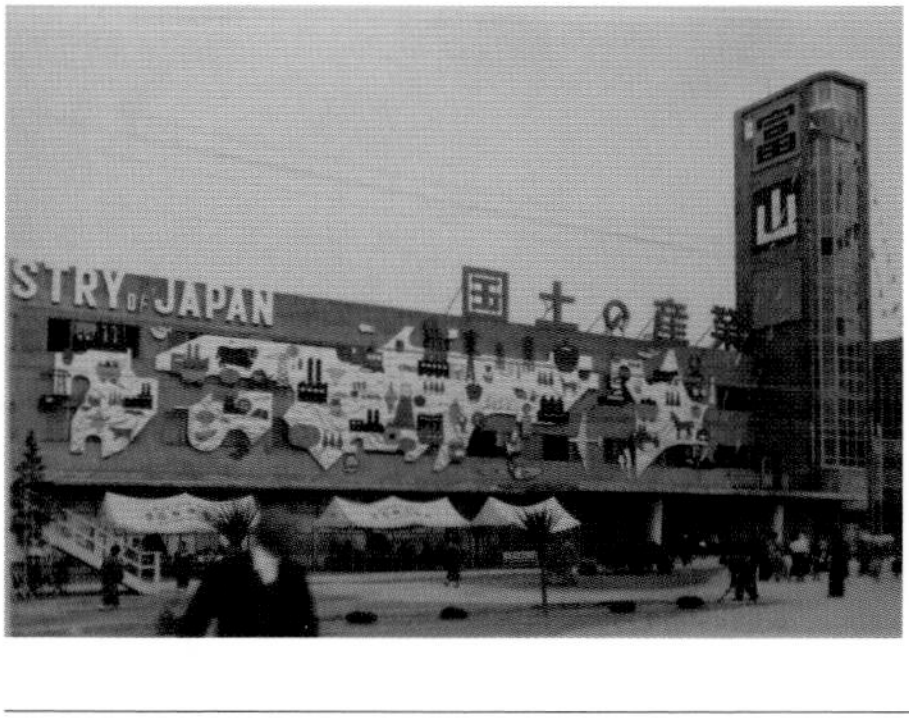

富山産業大博覧会
昭和29年4月11日から55日間城址公園を中心に開催され、約100万人が観覧に訪れ、富山の復興ぶりに目を見張りました。

＊富山市広報（昭和28年4月15日発行）による。（多木良作と記載されている場合もあります。）

富山家庭薬の歌

一、ハァー雪の立山ふるさとあとに
　ハ、ヤットセッ
野こえ山こえ、西東
　エー　西東　西東
村に巻に　光を撒《ま》いて
　アリャリャントナー
戸ごと家ごと笑顔を咲かせ
　ヨイヤサ
お國自慢の置き藥　置き藥
　アーヤンレヨイヤサノ
　ヨイトサノセ（噺子詞繰返）

二、ハァー紺のふろしき　背中の包
解けば土産の紙風船
　エー紙風船　紙風船
富山なまりも　なつかしうれし
はずむ話も　藥の功徳
またの逢う日をたのしみに
　たのしみに

三、ハァー正甫さまから三百年の
ほまれ輝く　おきぐすり
　エー置き藥　置き藥
いのち新たに　栄えて伸びて
今じゃ海こえ　外國までも
はるか旅路のはれ姿
　はれ姿

『富山市史第三巻』より（昭和三十五年発行）

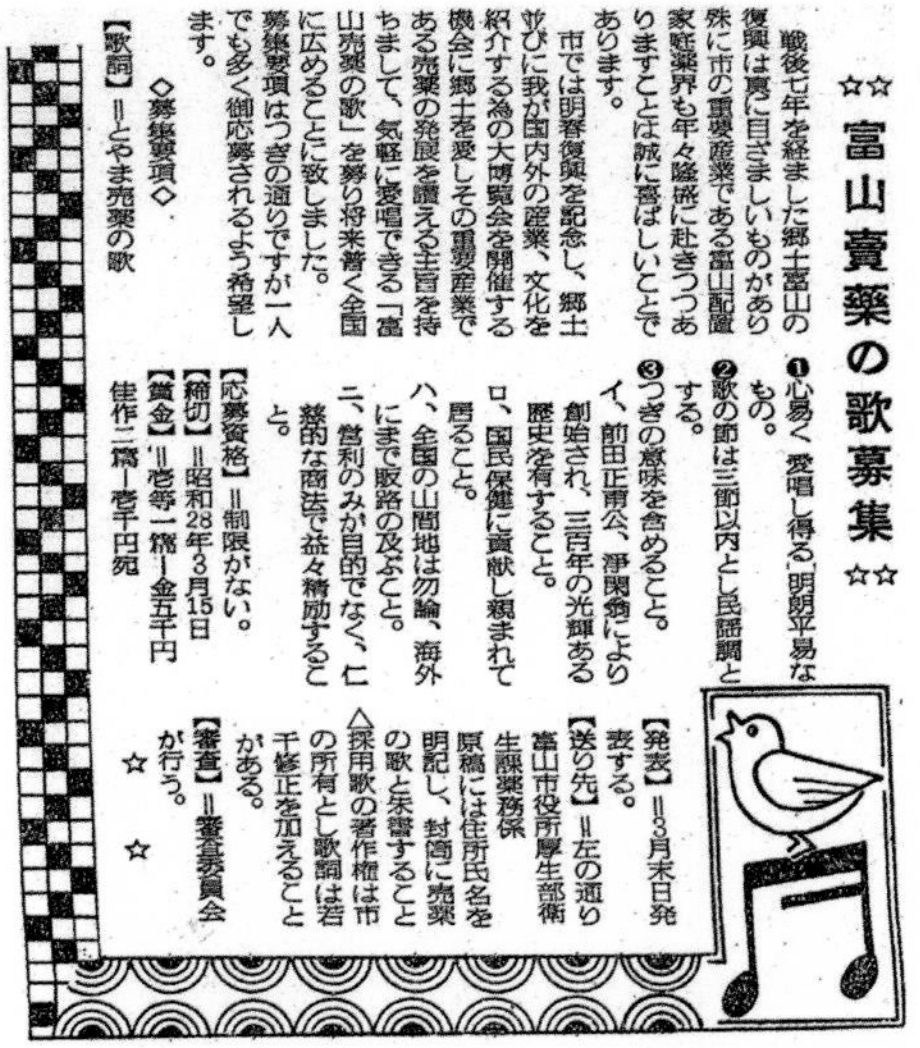
☆☆ 富山賣藥の歌募集 ☆☆

戦後七年を経ました郷土富山の復興は真に目ざましいものがあり殊に市の重要産業である富山配置家庭薬界も年々隆盛に赴きつつありますことは誠に喜ばしいことであります。

市では明春復興を記念し、郷土並びに我が国内外の産業、文化を紹介する為の大博覧会を開催する機会に郷土を愛しその重要産業である売薬の発展を讃える主旨を持ちまして、気軽に愛唱できる「富山売薬の歌」を募り将来普く全国に広めることに致しました。募集要項はつぎの通りですが一人でも多く御応募されるよう希望します。

◇募集要項◇

【歌詞】＝とやま売薬の歌
❶心易く愛唱し得る明朗平易なもの。
❷歌の節は三節以内とし民謡調とする。
❸つぎの意味を含めること。
イ、前田正甫公、淨閑翁により創始され、三百年の光輝ある歴史を有すること。
ロ、国民保健に貢献し親まれて居ること。
ハ、全国の山間地は勿論、海外にまで販路の及ぶこと。
ニ、営利のみが目的でなく、仁慈的な商法で益々精励すること。

【応募資格】＝制限がない。
【締切】＝昭和28年3月15日
【賞金】＝壱等一篇―金五千円
佳作二篇―壱千円宛
【発表】＝3月末日発表する。
【送り先】＝左の通り
富山市役所厚生部衛生課薬務係
原稿には住所氏名を明記し、封筒に売薬の歌と朱書すること
△採用歌の著作権は市の所有とし歌詞は若干修正を加えることがある。
【審査】＝審査委員会が行う。

☆　☆

富山市広報（昭和28年2月15日発行）に掲載された歌詞募集の告知

わたしと「富山の置き薬」

吉崎達彦

富山市内で生まれ育った筆者にとって、薬はいつも身近な存在であった。実家の薬箱には、色とりどりの薬が入っていたものだ。

もっともよく覚えているのは、おなかの薬の熊参丸《ゆうじんがん》である。黒くて小さな苦い粒を１回に５～６錠、それだけで嘘のように腹痛が治まった。大人になってからは消化器系統が丈夫になり、今ではまったくお世話になっていないことが不思議なくらいである。

さらに頻繁に使ったのは、ご近所の富山化学で製造されていた「赤チン」である。当時の子どもは外で遊ぶのが当たり前で、擦り傷を作るたびに赤チンのお世話になっていた。膝小僧を赤く塗った子どもは、１９６０年代のありふれた風景であった。藤子不二雄の漫画に出てくる通り、当時の空き地にはかならず土管があって、そこに半ズボン姿の男の子たちが集まってきたものである。

今では考えられないことだろうが、当時の小学校にはクラスごとに住所録があって、電話番号はもちろん、親の職業まで書く欄があった。だいたい１クラスに１人くらい、売薬さんの子どもがいたと記憶している。

たまたまこの夏、実家の父の書棚の中に『富山の薬売り』（サイマル出版会）という本を発見した。富山市出身のノンフィクション作家、遠藤和子さんが１９９３年に書かれたもので、戦後の日本における配置薬業の実態を丁寧な取材の下に描いている。

「富山の置き薬」というと、集金を後回しにする「先用後利」のシステムや、子どもが喜ぶ紙風船に代表される「オマケ商法」など、先端的なマーケティング手法が使われていたことがよく話題になる。

それではまるで楽な仕事であったと錯覚してしまいそうだが、交通や通信事情が良くない時代に、全国を行脚して薬の代金を回収する仕事は、多くの苦難を伴うものであった。最悪、旅先で死んでしまうかもしれず、盗賊に狙われるリスクもあった。長い間、家族と離れて暮らす苦労は言うまでもない。

それでも配置薬業が数百年にわたって続いてきたのは、単なる金銭動機だけとは考えられない。何しろ1年のうち約10か月を県外で過ごす仕事である。それでもこの仕事には、世の中の役に立っているという実感があり、顧客との間に培った信頼関係があり、ときには新しい「懸場」を開拓する喜びもあった。見知らぬ土地で夫婦が力を合わせるとか、親が懸場を息子に引き継ぐといった家庭内のドラマもたくさんあったことだろう。思うに越中人は、粘り強いタイプが多いが、配置薬業もご多分に洩れなかったのではないかと推測する。

その後、高度経済成長が続く中で、売薬さんの懸場帳は売りに出され、配置薬業も大手資本への集約化が進んだ。24時間営業のドラッグストアができる時代に、「富山の置き薬」の需要が減るのはやむを得ないことであったろう。とはいえ、配置薬業のネットワークは姿を変えて今日も生き残っている。

千葉県内にある拙宅にも、そうした配置薬業の薬箱が置いてある。特に「葛根湯」は手放せない。年間80回以上も講演の仕事があるので、風邪は大敵である。怪しいな、と思ったらすぐに葛根湯を飲む。お陰さまで医者はもちろんのこと、薬局に行くのも今ではよっぽどのときだけである。

（エコノミスト）

置き薬と文化③

売薬歌

日本初の流行歌は、大正三年に松井須磨子が歌った「カチューシャの唄」だと言われています。作詞は島村抱月と相馬御風、作曲は中山晋平です。「カチューシャかわいや わかれのつらさ」という歌詞が大流行し、レコードも二万枚以上を売り上げました。実は、この曲をつくった相馬御風と中山晋平は、のちに置き薬の歌もつくることになります。

昭和九年、廣貫堂が「先用後利《せんようこうり》」をテーマとしたCMソングを制定しました。西條八十作詞・中山晋平作曲、両者とも当時大人気の一流作家でした。こうして生まれた「廣貫堂音頭」は、富山県下におけるコマソンの元祖とも呼ばれています。

また、昭和十一年には、富山県売薬同業組合が「売薬歌」をつくっています。このときの作詞は相馬御風、作曲が富山県出身の作曲家・福井直秋でした。

西條八十の歌詞が、民謡調で親しみやすいものである一方、相馬御風の歌詞は、五七調で格調の高いものになっています。

売薬歌

相馬御風 作詞

富藩の英主正甫公
名医万代常閑が
伝へ来たりし調薬の
道を開かせまし、より
星霜茲《ここ》に三百年

慈恵を旨と奮ひ起ち
山又山の奥までも
磯又磯の果てまでも
いやつぎつぎに行商し
富山薬の名声を
高め広めし父祖の徳

医学医術と相まちて
隈なく広く国民の
衛生保健活力の
増進のため一筋に
正しき道を進むこそ
まこと我らの使命なれ

見よや輝く日の本の
薬都富山の発展を
満州支那の奥地より
メキシコ南洋の果てまでも
皇国の御為人の為
わが躍進ぞ限りなき

これたゞ営利の業ならず
仁慈の徳の根を堅く
学の進歩にしたがひて
富山薬の光輝ある
歴史貴みいざわれら
努め励みて止まざらん

（『富山市薬業史』より）

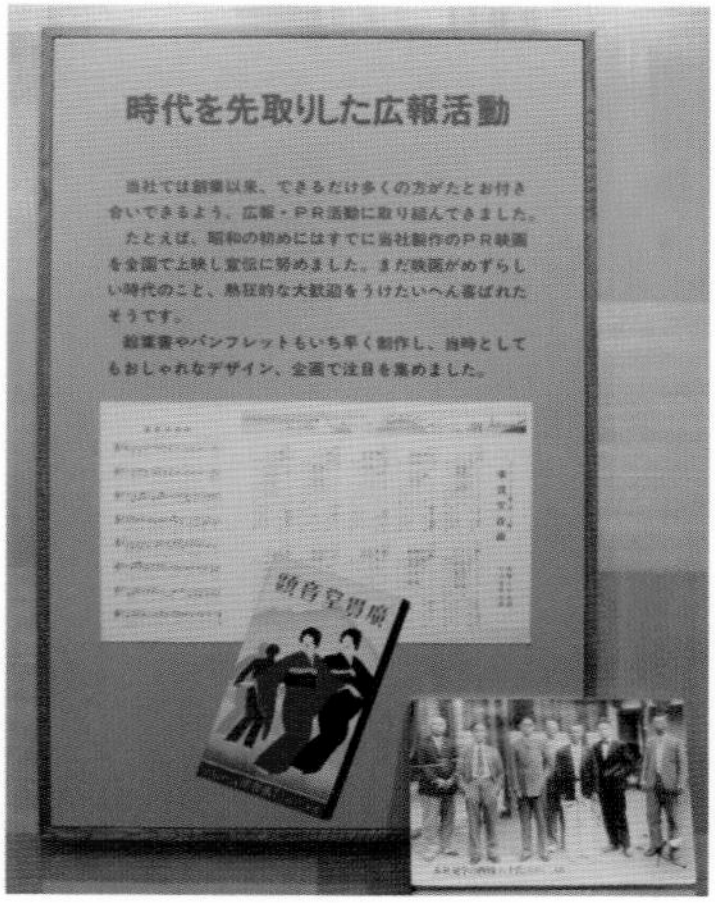

「廣貫堂音頭」の資料展示
（所蔵：廣貫堂資料館）

富山の置き薬の心

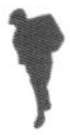

葉　祥明

「越中富山の薬売り」「富山の置き薬」という言葉は、子供の時から、聞き憶えがあったし、映画やテレビでその情景を観たこともあった。薬箱を見たこともあったけれど、我家でだったか、どこか田舎の方だったか、定かではない。そして、それは、遠い昔の日本の独自の習慣だったと思っていた。そもそも何故「富山の…」なのかが分からなかった。このエッセーの依頼があって、あらためて、このことを調べたら、少し訳が分かった。それで、この昔からの習慣の今日的意味や意義を考えるきっかけになったのだ。家庭常備薬の重要性は、今も変らずある。現在は、ドラッグストアーも、日本各地に沢山ある。人々は、医者の処方箋によって、薬局で薬を手に入れる他に、自分で気軽に薬を買い、服用する。それは、自己診断による。医者を介する程の重大な病気以外の、どこか調子が悪い、ということに気づくすなわち、自覚症状が大切だ。自分で自分の身体の状態が分かること、そしてそれに正しく対処するための知識や知恵が必要だ。言わば、自分が自分の主治医という意識が誰にとっても必要ではないかと思う。素人の勝手な判断は、困りものだが、常日頃から、自分の身体の状態をよく観察して、上手に対処することで、本当の病気にならずに済む。漢方で言う未病の段階で、それ以上の悪化を防ぐ、その時、必要ならば、手元にある常備薬を飲む。病気も、そして、人生も、今自分がどんな状態か、をよく知ることの大切さを、富山の置き薬のシステムは教えてくれる。人間って、昔も今もそんなに変わってはいない。自分の身体、自分の人生の基本的な責任は、自分にある、その覚悟と見識を今回あらためて、考えさせられたような気がしてならない。電気もガスも、電話もスマホもインターネットも無い。薬局だって、今のように、あちらこちらにない。マツモトキヨシやココカラファイン等もない。そんな時代に、「越中富山のお薬屋さん」の全国ネットワーク、薬業販売システムは、前近代的というよりむしろ未来ドラッグ産業システムを確立していたとは！　それは、実に、驚くべき先見の明だった。現代ではインターネットを通して、隔地の病人を診断したり、現地での治療を行なったり、ロボット手術をしたり、医学は、今後、益々、発展するだろう。災害や、緊急の際には、最先端医学が担ってくれるけれど、矢張り根本は、各自が、自分の身体を、大切にし、養生することだ。そして、身体だけではなく、心や魂のレベルまでも、健全であるかどうかを、セルフチェックできるようでなくてはいけない。引きこもったり自らを傷つけたり、他を害したりしないためにも「自分」とは何ぞや？と考え続けたり、自分の心の状態をよく知って生きる、ということ。それが、自分の幸せ、社会の安定につながる、と思う。それこそが「富山の置き薬」の心ではなかろうか。

どうか皆さま方、お身体をお大事に、そして、あなたの心が平安でありますように。

（絵本作家）

置き薬と文化④

一口浄瑠璃《じょうるり》

江戸時代に全国を廻っていた売薬さんは、薬だけでなく、各地の情報や流行の娯楽も運んでくる存在でした。今で言えば、メディア人兼エンターテイナーです。

当時、人気だった娯楽の一つが浄瑠璃でした。浄瑠璃とは、三味線を伴奏とする語り物の芸能で、義《ぎ》太夫《だいゆう》節や常磐津《ときわづ》節など、いくつもの流派があります。売薬さんは、訪問先で祭りや祝宴に招かれ、浄瑠璃のさわりを披露して場を盛り上げました。これを「富山の一口浄瑠璃」と言います。

売薬さんは、富山にいる間に、競って稽古に励みました。天保年間には、見佐田という売薬さんが、女義太夫の竹本紋之助を妻として富山に連れ帰っています。そして、稽古所を開いたところ、弟子が百人も集まりました。浄瑠璃の流行は昭和初期まで続き、売薬さんの多くが富山に帰っている期間は、夜中に町を歩くと、方々から義太夫や常磐津のうなり声が聞えてきたそうです。

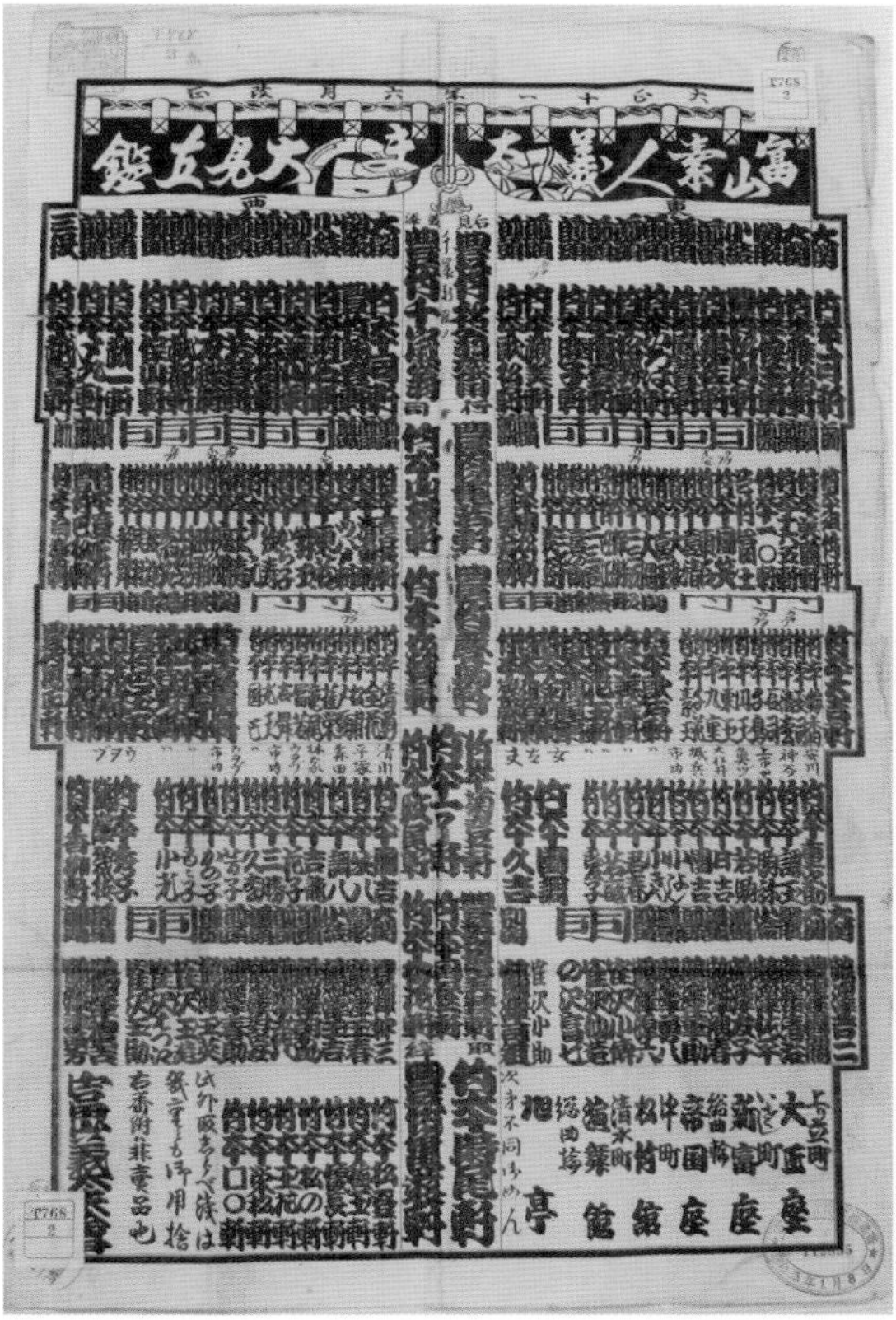

「富山素人義太夫大見立鑑」
（所蔵：富山県立図書館）
当時の富山県内の義太夫の名人を相撲番付のようにランキングしたものです。

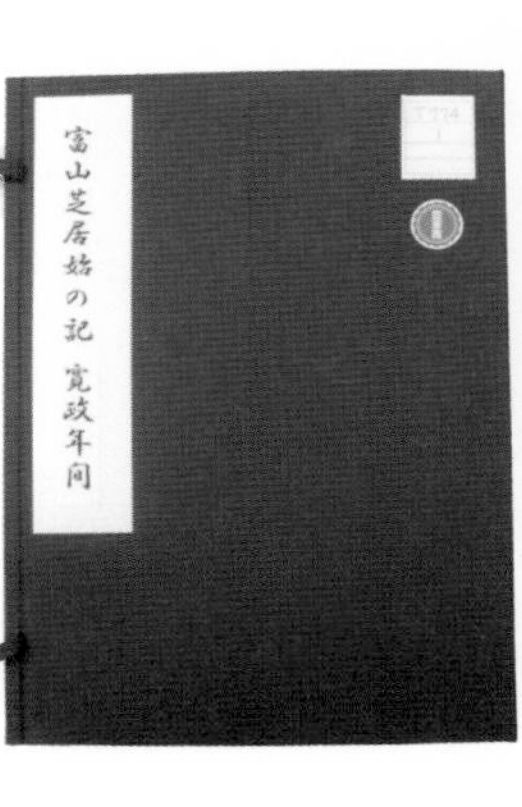

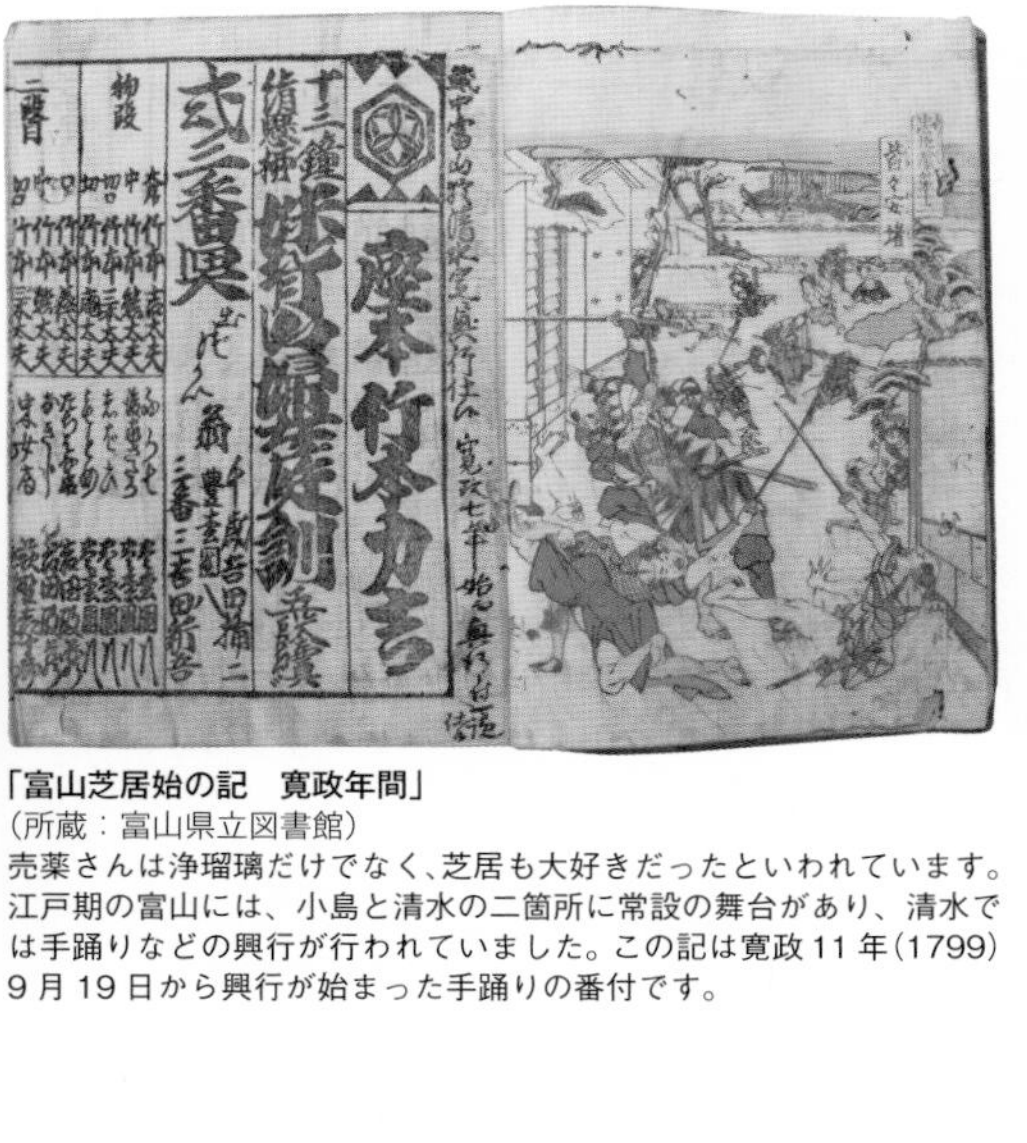

「富山芝居始の記　寛政年間」
（所蔵：富山県立図書館）
売薬さんは浄瑠璃だけでなく、芝居も大好きだったといわれています。江戸期の富山には、小島と清水の二箇所に常設の舞台があり、清水では手踊りなどの興行が行われていました。この記は寛政 11 年（1799）9 月 19 日から興行が始まった手踊りの番付です。

富山と鹿児島と東京

西　修一郎

富山といえば、薬売り。薬売りといえば、紙風船。私のおもちゃは、いつも薬売り宣伝用の紙風船だった。

私の父は、金沢の旧制第四高等学校の出身だった。

私は、鹿児島で生まれてそこで育った。私の家には、いつも富山の置き薬があった。越中富山の薬売りは、先用後利、孫の代までという信用の商売であった。逆に、使い過ぎてはいけないという言葉も我が家にはあった。家に薬があると使いたくなるからである。健康保険があってもなかなか医者にはかからなかった時代である。近所に知り合いの医者がいたが、私は、ほとんどそこにかからなかった。置き薬で済んでいたのである。母は、子供が知り合いの医者にかからず、他の医者にかかっていると誤解されるのが嫌だと気にしていた。東京オリンピックで高度成長期といわれた頃だが、鹿児島にはほとんど関係なかった。（時期は異なるが鹿児島のことは向田邦子さんの随筆に詳しい）

高校を卒業したとき、「学もしならずんば、死すとも帰らず」との母の言葉に送られて、西鹿児島駅（現在の鹿児島中央駅）から上京した。

上京途中の博多では、大事件が起こっていた。我が国最初のハイジャック事件である。内科学会に参加する内科医の重鎮たちがその飛行機に乗っていた。私は、二三時間かけて寝台特急で、無事に、東京に着いた。

東大入試中止の翌年であり大学の入学式などなかったので（ちなみに、その四年後の卒業式もなかった）、いきなり、講義が始まった。

私は四年間を、法律の勉強で過ごした。

大学に入学して六年後、私は、裁判官になっていた。刑事部の末席だった。日本に残留したそのグループの一部の人を公開の法廷で見ることになろうとは、夢にも思わなかった。

私が初めて東京に来たのは、幼稚園児のときである。鹿児島から急行で三六時間位硬い木の椅子に座っていた。電化されていないところは、蒸気機関車の黒い煙が車内に入った。トンネルを通過するときは、悲惨だった。車内が真っ暗になった。乗客の顔は、すすだらけになった。大きな駅に着くと乗客は、プラットホームにおりた。顔を水道で洗うためである。

東京タワーは、下から三十メートルくらいを建築中で、まだ完成してなかった。しかし、オモチャの東京タワーは、売っていたので、お土産に買った。

東京で一番珍しかったのは、地下鉄だった。昼でも暗いトンネルを走って、ぎゅうぎゅう詰めなのが不思議だった。有楽町のガード下には、大人がたくさん寝ていた。「有楽町で逢いましょう」の曲がやたら流れていた。エスカレーターにも初めて乗った。乗り損ねて倒れそうになった。世田谷の伯父の家に泊めてもらった。朝早く起きると子供たちが空地に集まっていたのが不思議だった。それは、私がはじめて見るラジオ体操だった。

それから、日本は、大きく変わった。薬は、ドラッグストアで買うのが普通になった。東京のどの駅前にもたいていドラッグストアがあり、駅ナカにもある。便利であるが、富山の置き薬が懐かしい。と思っていたら、私の事務所に富山の置き薬の営業がやって来て、試しに置いていてくださいというので、置いてある。


（弁護士）

置き薬と文化⑤

ケロリン桶

江戸時代の昔から、配置薬は様々な媒体を使って宣伝活動を行ってきました。そのなかでも、広告の枠組みを超えて一つの人気グッズになったのが、「ケロリン桶」です。

「ケロリン」は、アスピリンを主薬とした解熱鎮痛薬で、大正十四年に配置薬の世界に初めて導入されました。内外薬品（現・富山めぐみ製薬）では、ラジオやテレビなどのCMに力を入れており、東京オリンピックの前年に広告代理店から「湯桶に広告を出しませんか？」と持ち掛けられたのが、「ケロリン桶」誕生のきっかけです。

最初に設置されたのは、東京駅八重洲口にある東京温泉で、ちょうど衛生上の問題から湯桶が木から合成樹脂に切り替えられる時期にあたり、全国に広まっていきました。子供が蹴飛ばしても、腰掛けにされてもビクともしないことから、別名「永久桶」とも呼ばれています。

現在では、富山県の駅やサービスエリアでも販売されており、富山を代表する土産物になっています。

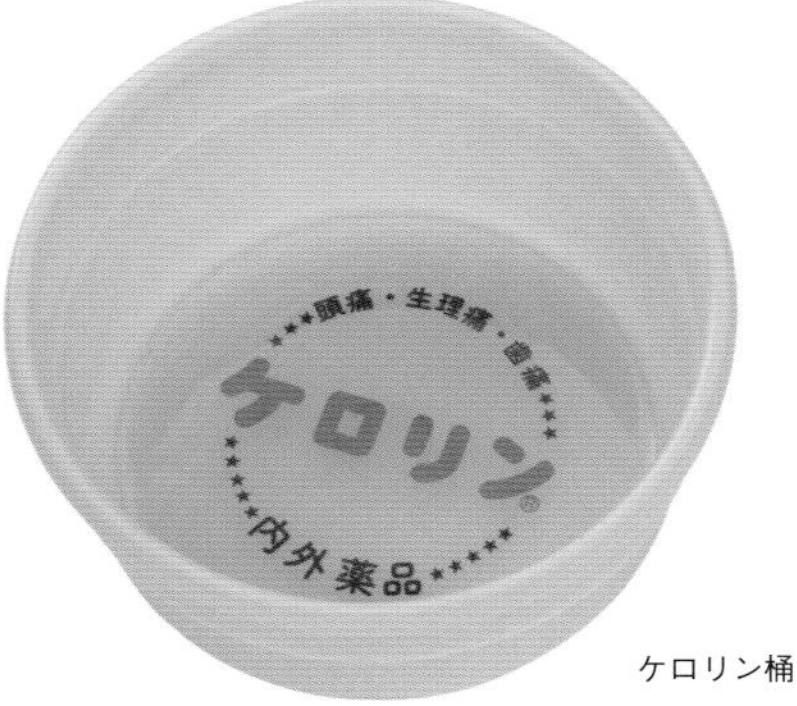

ケロリン桶

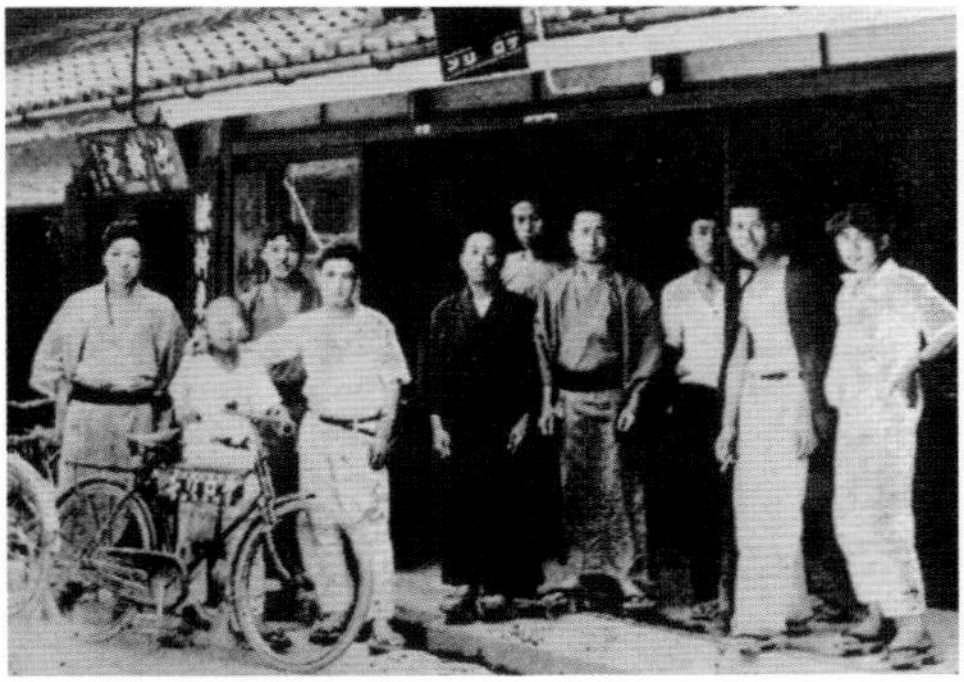

大正時代頃の内外薬品商会。
（所蔵：富山めぐみ製薬株式会社）

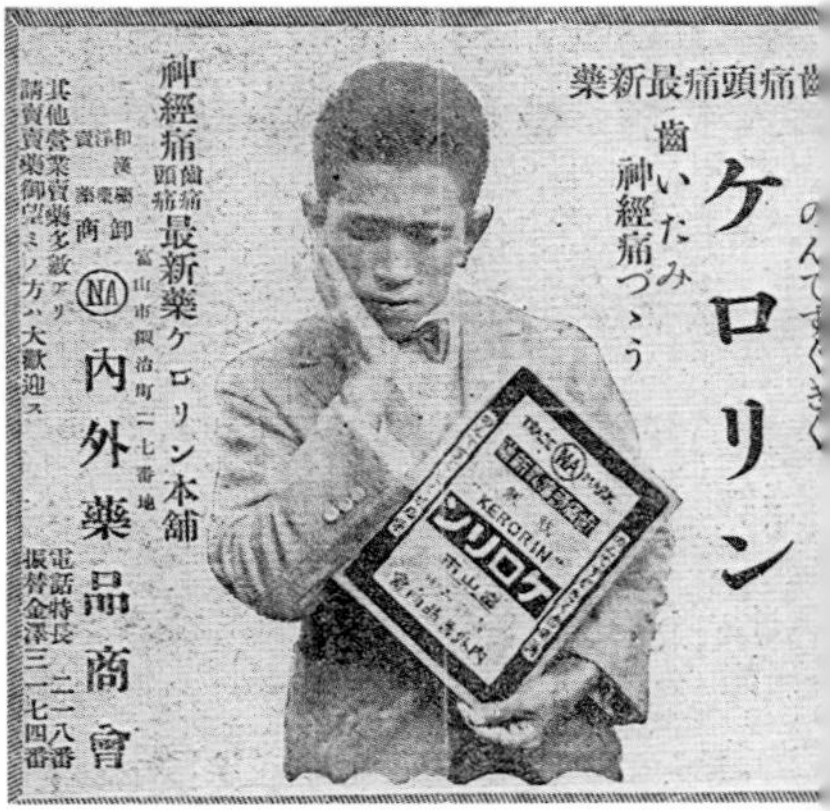

昭和５年頃の新聞広告（モデルは大道隆信氏）。
（所蔵：富山めぐみ製薬株式会社）

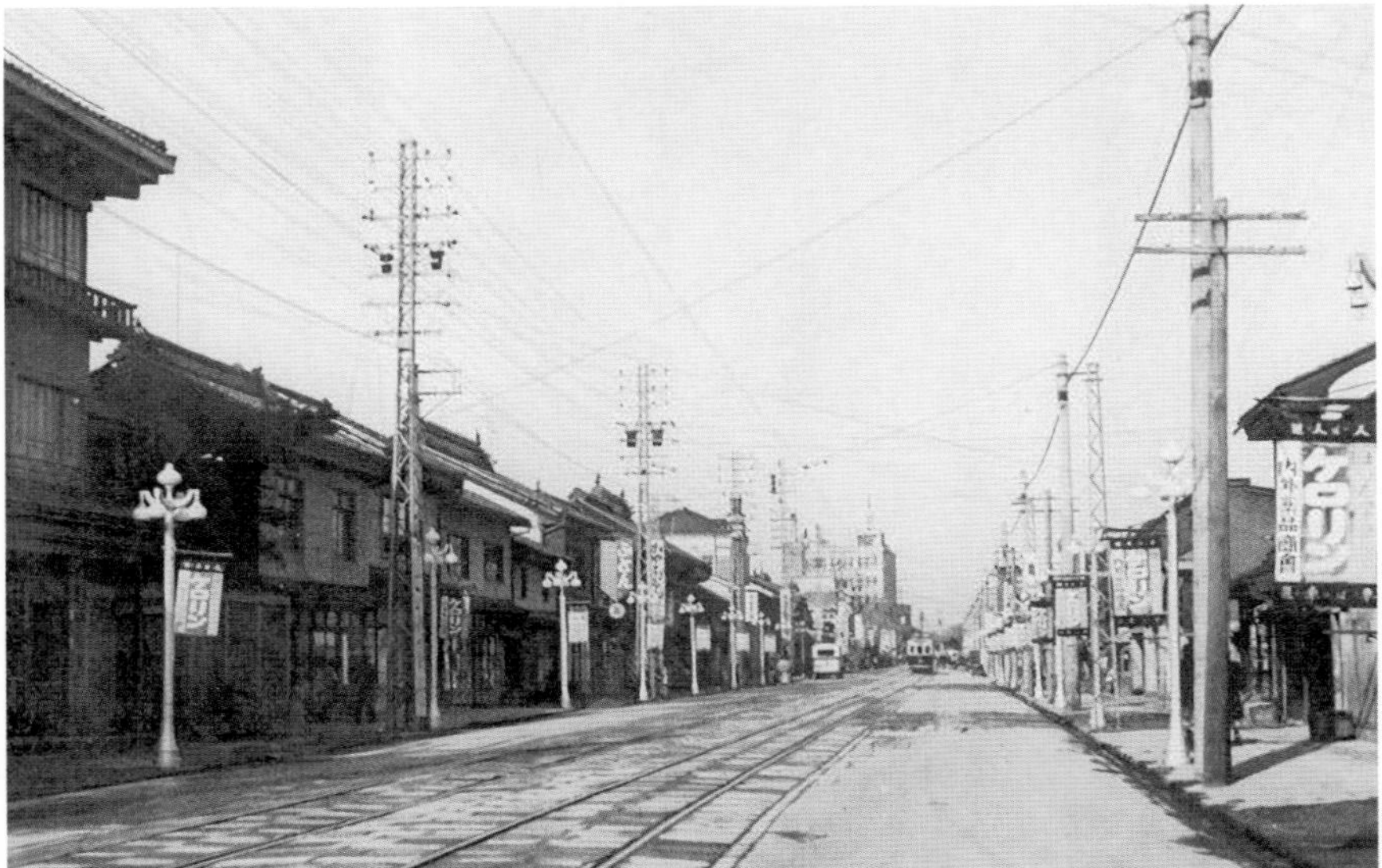

昭和 20 年前後の富山市堤町通り。ケロリンの街頭看板が目立つ。
（所蔵：富山めぐみ製薬株式会社）

思い出は紙風船のように膨らんで

笠木和子

馥郁たる「実母散」の香りがいっぱいに広がる部屋にスヤ〱と新生児は眠っている。家族の笑顔に包まれて。私は昭和二十年代より三人の子供を自宅で出産している。

最愛の祖母が永遠の眠りに旅立つ時も自宅の枕元に、学校を早退《はやびけ》した孫達がぐるりと取り囲んで見送った。こうして人生の出発もおしまいも（多分私も）自宅で行われるから、ましてや日常は、病院などに行く事がなく、これがセルフメディケーションだ。当時健康保険制度が整っていたかどうか定かな記憶がない。我が家の医院はもっぱら富山の置き薬に頼りきっていた。煤けた台所の柱の火の用心の札の隣にぶら下っていた紙袋は柿渋でも塗ったのか丈夫そうで中身は、はっきり今でも覚えている。頭痛に「ノーシン」、お腹が痛ければ「赤玉」（ポートワインではない）、食当りには「毒消し」、胃がおかしければ「熊膽圓《くまのい》」、おでき腫れもの化膿は「蛸の吸出し」、切りきず打ち身に「万金膏」!!　これが一番に厄介になったものである。漫画のサザエさんのワカメちゃんの様に女の子はスカートで、縄跳び・石ケリ・鬼ごっこ。よく転んだがいち〳〵親の手をわずらわせず、袋より「万金膏」を取出し練炭の火鉢で暖め柔らかくしてペタリ、これでＯＫ。

但したまには例外もあった。娘が夜中に高熱で息はゼーゼーハーハー、肺炎かもしれない。こういう時だけは大忙ぎで数軒先の小田薬局の雨戸をドン〳〵叩く。十センチ位のガラスの小窓よりチラと確めてから戸を開けてくれ何やら横文字のカタカナの薬を調剤してもらって飲ませた。ちなみに金沢文庫の自宅のそばの薬局は、今をときめくミュージシャンの小田和正の生家だ。

とにかく体の事は大事《おおごと》にならない前の、早めが肝心。毎年廻って来て新しい薬と取替えて頂く富山の薬があったればこそと思う。お昼時なら家族と一緒にちゃぶ台を囲み、今迄の廻ってきた土地の様子、出来事を話してくれ、しばし箸の手も止まり、まるで今のテレビの『ブラタモリ』でもきくように楽しかった。お土産の紙風船のように、プーッと吹いて膨んだように思い出が蘇る。

感謝をこめて今、ペンを走らせている健やかな九十一才の私である。

（画廊オーナー）

富山売薬と北海道開拓①

北海道と富山県をつなぐ売薬さん

明治時代から昭和半ば、医療施設や制度が整備されていなかった北海道の人々の健康を支えたのは、富山から来る売薬さんが持ってくる置き薬でした。売薬さんは、単に薬を売るだけではなく、顧客の健康相談に応じながらニーズに合った薬を提供し、マスメディアが発達していなかった地域では国内外の情報をリアルタイムに伝えました。特に農村地域の人々にとっては、定期的に来訪する売薬さんがもたらす薬と様々な情報は暮らしに欠かせないものでした。

北海道は、現在でも富山をはじめ国内の置き薬の生産地から売薬さんが通っており、全国でも有数の配置薬販売地域といわれています。

また、道内には売薬さんが設立した銀行を前身に持つ北陸銀行の支店が数多く設置されています。

明治半ば以降、新天地を北海道に求めた富山の人々は農地と漁場開拓に力を注ぎ、金融機関を開設したほか、多くの売薬さんたちが活躍して、今に至る北海道の発展を支えてきました。

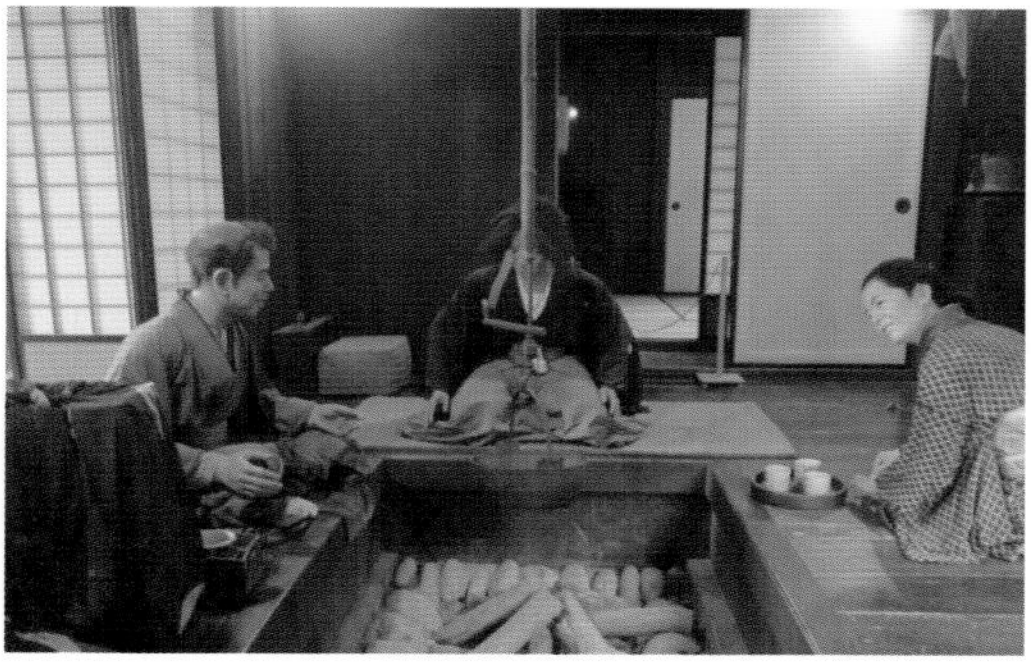

旧ソーケシュオマベツ駅逓所の売薬さん
（写真：北海道開拓の村）
開拓の村の旧ソーケシュオマベツ駅逓所には、北海道各地を行商して歩いた売薬さんの人形が展示されています。

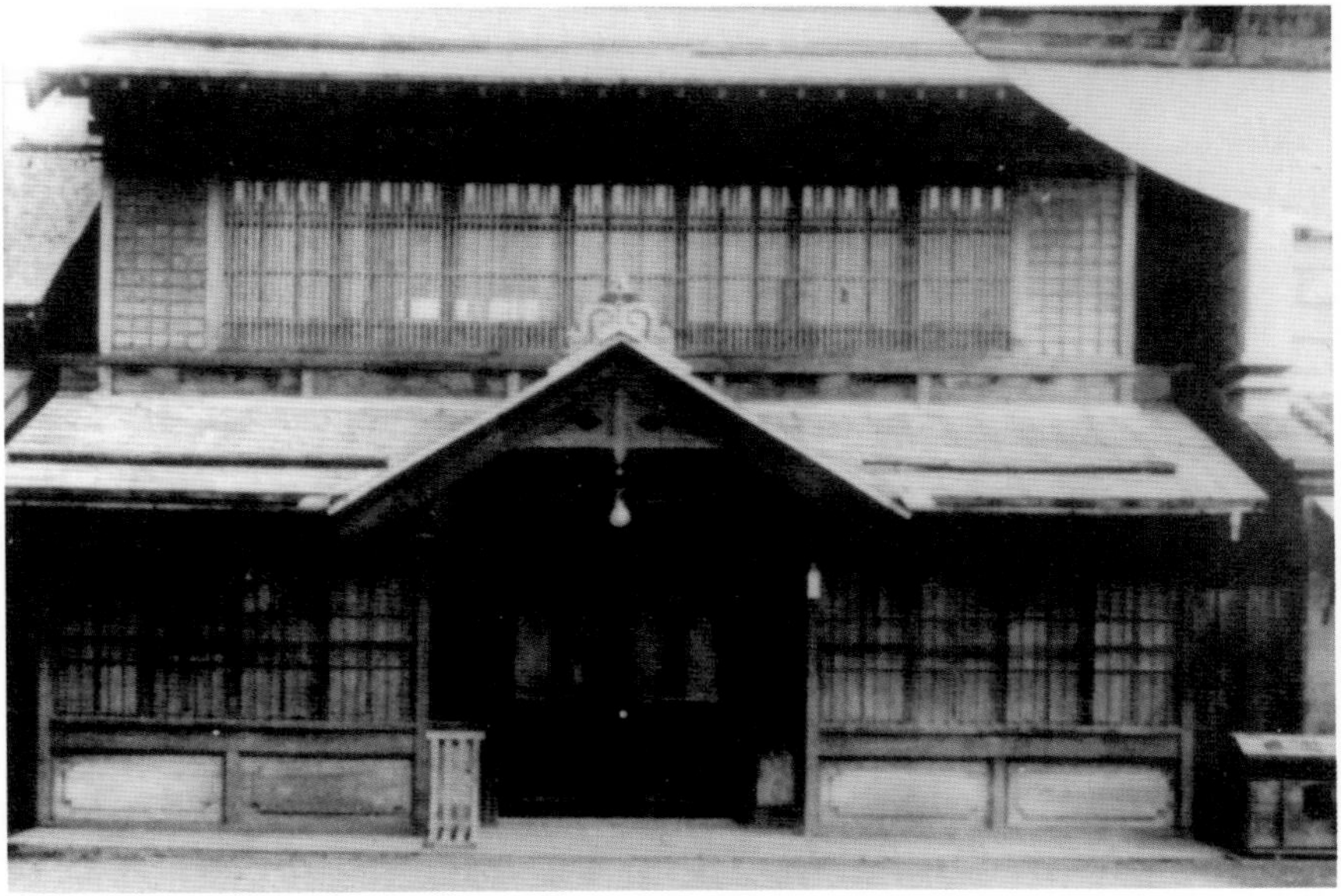

十二銀行札幌支店 明治43年(1910)頃
(所蔵：北陸銀行)
北陸銀行の前身「十二銀行」は、明治 32 年(1899)に小樽に支店を開設したのに続き、札幌に進出し、その後道内各地に店舗網を拡大しました。

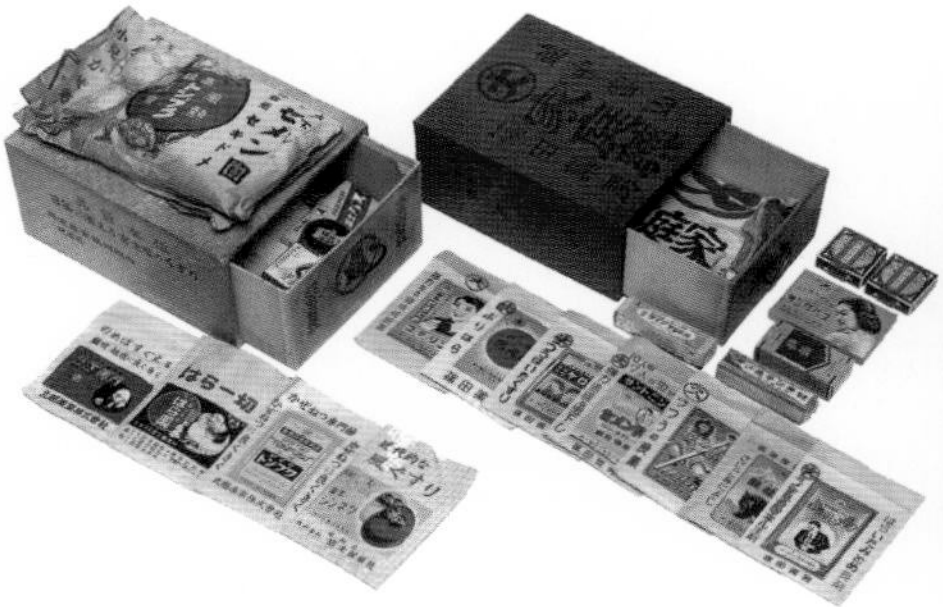

昭和30年代の預箱・差袋
(所蔵：富山市売薬資料館)

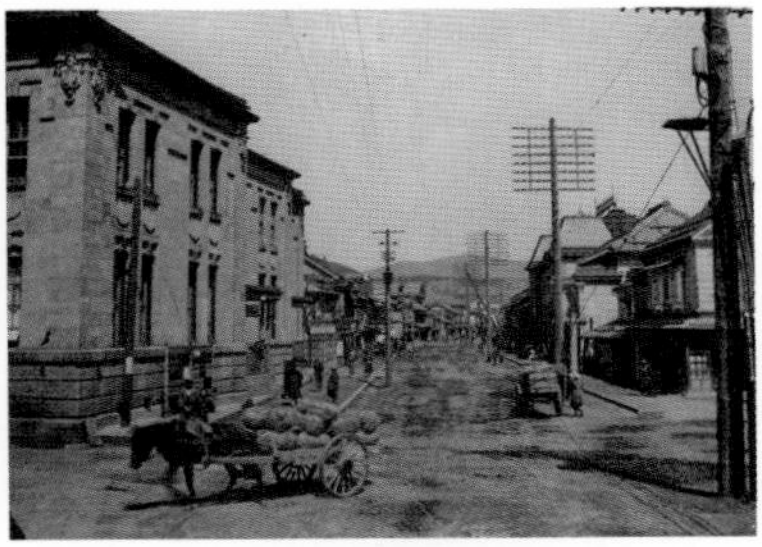

小樽色内大通り（現小樽郵便局前）明治半ば
(所蔵：小樽市総合博物館)

斜陽の家の置き薬

中尾實信

老いてみると「人生は思い出の寄木細工」ではないかと思われる。色鮮《あざ》やかなものも、褪《あ》せてしまったものも、中には朽ちかけているものもある。「思い出」は生理学的に言いかえれば「記憶」である。

高齢化社会になって、病院では「物忘れ外来」が設けられ、認知症の相談に応じている。とは言え、誰しも加齢で記憶力は低下し、遠い過去の記憶も忘れがちだ。だが、ふとした事で思い出すことがある。例えば「京都」や「初恋」などの言葉から甦る思い出に事欠かない。

この夏、直木賞作家で旅立ちを惜しまれた葉室麟《はむろりん》さんの『古都再見』を読んだ。まさしく記憶の再生記で、その博学に驚く。「高瀬川」から森鷗外の『高瀬舟』と安楽死。夏目漱石の恋として、『虞美人草《ぐびじんそう》』の取材で木屋町の「北大嘉《きたのだいか》」滞在や、祇園「大友」の文芸女将《おかみ》磯田多佳との失恋を記す。丸山「いもぼう平野家」では、同郷の大作家松本清張作『顔』と川端康成作『古都』に触れている。私も小倉生まれながら、お二人は遥か雲上の存在である。それでも記憶再生の連鎖は続いた。葉室さんは、平安神宮薪能《たきぎのう》を一年後に再び鑑賞した際、パンフレットで澤田瞳子《とうこ》さんのエッセイを目にした。彼女が直木賞候補になった『若冲《じゃくちゅう》』の書評を書いた思い出などが綴られていた。

私は、歴史小説を書き始めたころ、彼女の母澤田ふじ子先生にご指導いただいた。短編を書くことの大切さを教えられ、（富山の薬売り）を題材にした赤穂浪士がらみの『反魂香《はんごんこう》』を、査読していただいたことがある。

偶然なのだが、かまくら春秋社の『富山の置き薬』を拝読した。「置き薬」には、「家族の思い出」を呼び覚ます力がある。あたかも「反魂丹《はんごんたん》」の謂《いわれ》のように、蘇生する魂に触れるはずだ。

私の場合、明治十年代生まれの祖母を思い出した。城下町小倉の室町で、手広く内陸交易を行っていた祖父と、四人の姉妹を育てた。祖父は映画館も経営する実業家だった。しかし、昭和の大恐慌に見舞われ、家運が傾く中、昭和十二年に病没した。寡婦《かふ》となった祖母は、使用人から（ごりょんさん）と慕われたが、戦争の歴史に翻弄《ほんろう》される。彼女を支えたのが、三女の婿養子、丁稚あがりの父であった。

祖父の存命中は、風呂場でその背中を流しながら、人生の機微を実の父のように教えられたという。父は尋常高等小学校卒で丁稚奉公したため、高等教育の重要性をかみしめていたのだろう。

戦時下、軍需工場の多い小倉は、空襲に備え、紫川沿いの家屋は強制疎開ですべて破壊された。一家は京町に二軒の家を借り、終戦を迎えたが、三階建の借家は、京町の大火災で、栄華の思い出を刻む家財もろとも灰になった。富山の置き薬も焼失し、健康保険もない時代、病弱な祖母は苦難に耐える日々だったことだろう。父は胃腸が弱く胃潰瘍の吐血で手術を受けた。だから、置き薬を頼りにしていた。そのためか、兄には薬学部進学を、文科系志望の私にも医学部を勧めた。その祖母も米国留学中に他界したが、私が心配して帰国しないよう、伏せておくように遺言していたという。

「富山の置き薬」で、二人の慈顔と遠い郷里小倉の風景が甦った。同時に、漢方薬の近代化や、富山化学による新型インフルエンザ治療薬開発の底力を、置き薬の文化が一貫して培《つちか》ってきたのだと確信した。

（医師・作家）

富山売薬と北海道開拓②

蝦《え》夷《ぞ》地《ち》に来た売薬さん

北海道が蝦夷地と呼ばれていた江戸時代のお話。蝦夷地での売薬さんは、享保年間（１７１６～３５）に富山の才田屋勘七が松前藩内の江差で商いをしたのが最初といわれます。ただ、当時は自ら行商するのではなく、江差の商人が小売販売していました。才田屋に藩内で売薬行商の許可が下りたのは天保元年（１８３０）です。

江差市中では、春になると才田屋所属の売子が数人やってきます。才田屋は、あらかじめ荷物を西廻り航路（北前船）を使って定宿《じょうやど》宛に富山から出荷しました。売子たちは陸路、富山から青森まで約20日間歩いて移動し、青森の竜飛岬から海路蝦夷地入りしました。

江差に着いた売子たちはその荷を受け、定宿を本拠にして江差市中をはじめ、時には遠く日本海沿岸の漁場まで行商していきます。

そして、売薬さんの「先用後利」の商法が蝦夷地でも広がっていくことになります。

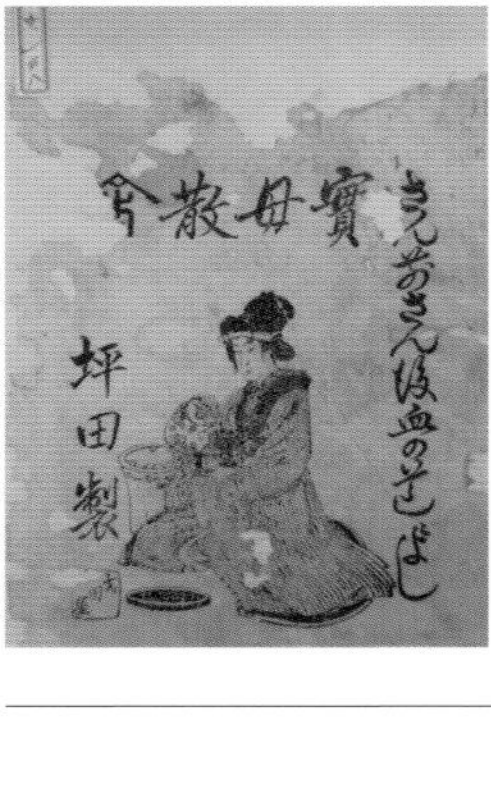

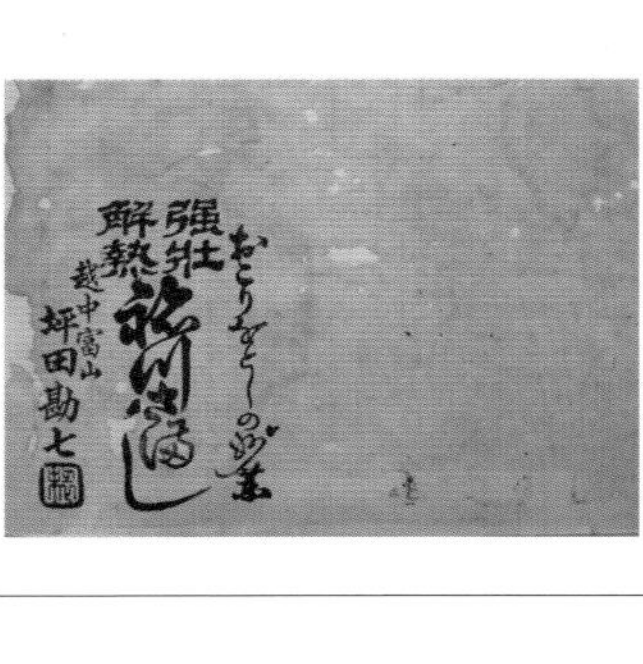

才田屋薬袋
（所蔵：北海道博物館）
印刷のデザインから、明治初期の薬袋と思われます。

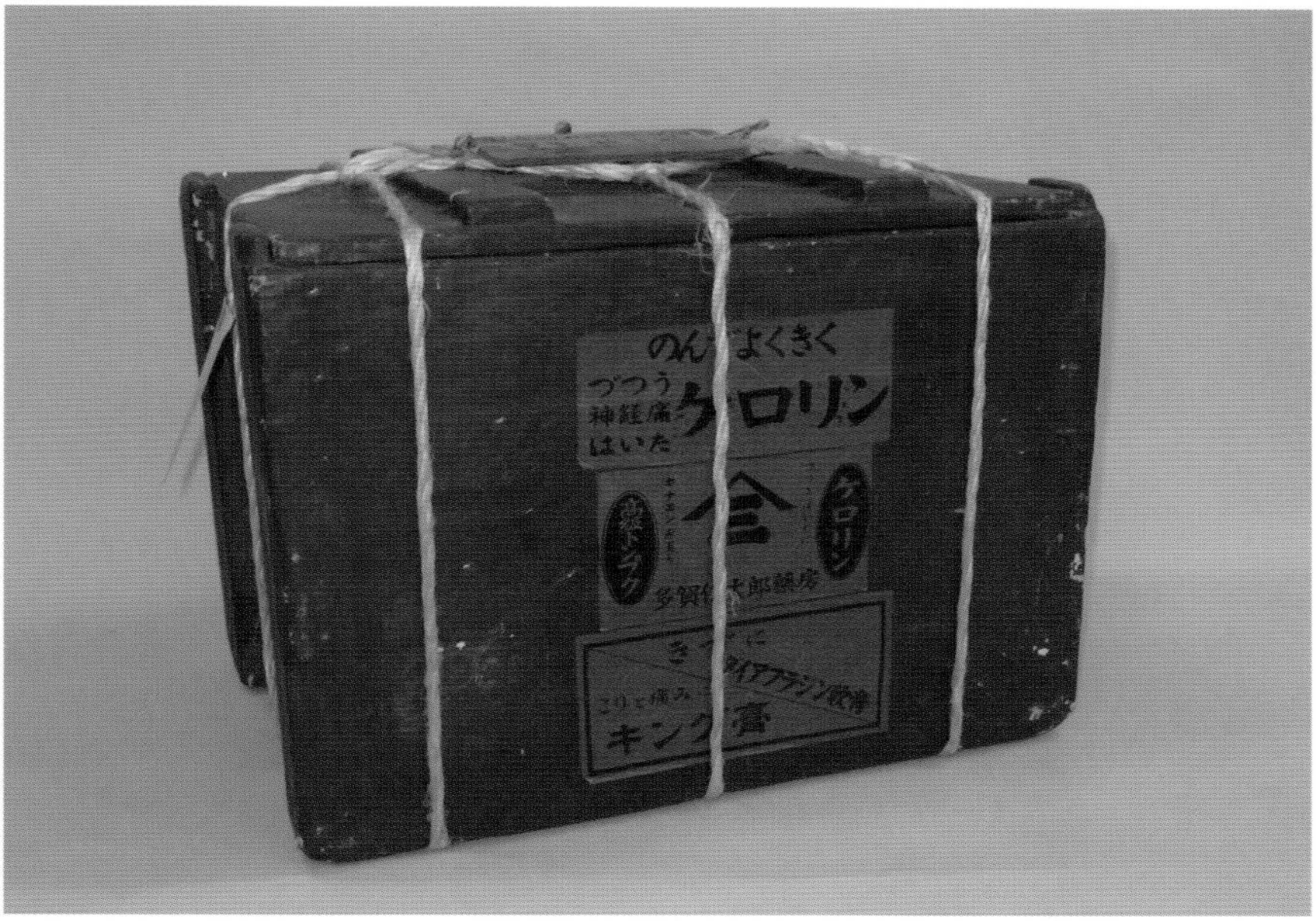

通箱《かよいばこ》
（所蔵：富山市売薬資料館）
売薬さんが行商に出かける際に、１回の行商に必要な薬などを旅先地にまとめて送るために使いました。時にはこの箱を複数送る場合もあったようです。この箱は、美唄に向けて送っていたものです。

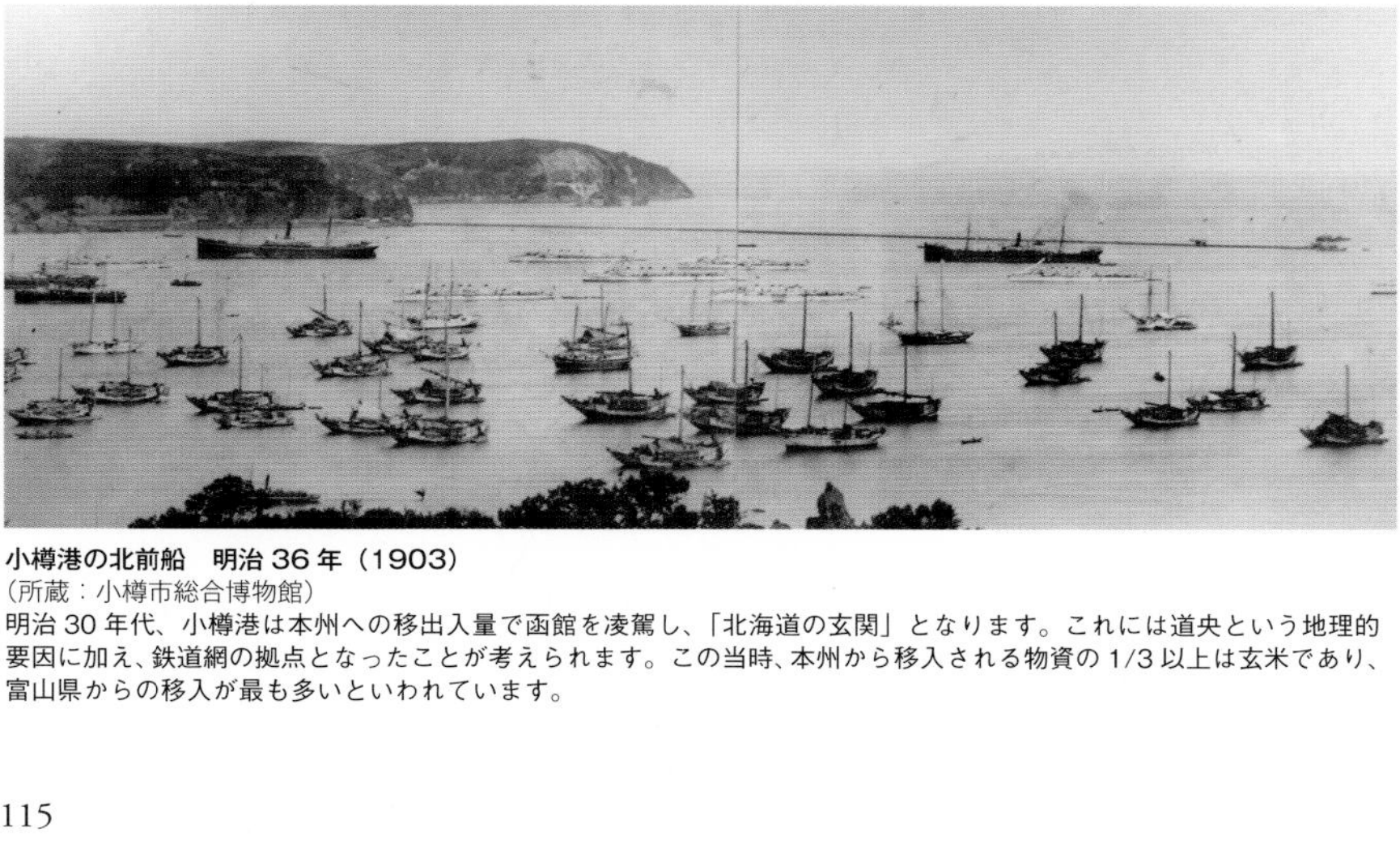

小樽港の北前船　明治 36 年（1903）
（所蔵：小樽市総合博物館）
明治 30 年代、小樽港は本州への移出入量で函館を凌駕し、「北海道の玄関」となります。これには道央という地理的要因に加え、鉄道網の拠点となったことが考えられます。この当時、本州から移入される物資の 1/3 以上は玄米であり、富山県からの移入が最も多いといわれています。

越中富山の置き薬

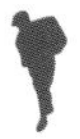

高橋千劔破《ちはや》

越中富山の薬売りが、家に来ていたのをよく憶えている。昭和二十年代、僕が小学生のころだ。三十年代に入ってもまだ来ていただろうか。その後、薬局や薬店ができて、薬の訪問販売はなくなった。

訪問販売といっても、薬を預けて、使用した分だけの代金を受け取り、翌年またやって来るのだ。一年に一回、一日何軒を回わるのか知らないが、それで商売が成り立ったのであろうか。いま考えてもふしぎだが、じつは充分に成り立っていたのである。

富山の売薬業が始まったのは、江戸時代の元禄年間（一六八八〜一七〇三）とされる。各家庭を訪問して薬を先渡しし、翌年、使用済みの代金だけを受け取り、残りの薬は使用分を補充して新品と交換する、という商法だ。その行商人の数は、幕末には四千五百人で、昭和に入ると一万人を超えたという。

米作と売薬が富山の二大産業で、売薬は、明治から大正にかけて発展したといい、昭和六年（一九三一年）まで、売薬の生産は、富山県の鉱工業生産額の、第一位であった。

日清戦争後、朝鮮半島や台湾など海外にも進出し、さらに昭和に入るころには、満州から中国、東南アジアにまで及んだ。売薬人が一万人を超えたのは、このころである。しかし、彼らが大都市周辺などに定住するようになり、行商人の数は減った。

なお、薬をどのようにして行商人に届けたかというと、船便と陸路によった。主に西回り海運を利用して薬の荷箱を送り、陸路の場合は、街道筋を馬の背に荷箱を乗せたり、また行商人自らが薬箱を背負って出掛けた。薬を柳行李に入れ、黒い風呂敷に包んで背負って歩いたのである。やがて鉄道が普及すると、もっぱら列車に依存し、第二次大戦後には、自動車を利用するようになった。もっとも、いまは、富山の薬もテレビの宣伝で選び、電話かファックスで注文すると、すぐに自宅に届くという便利な時代となった。また、薬局も病院の側に限らず多く、薬剤師に相談して適切な薬を購入できる。

さて、富山の売薬として知名度が高かったのが、「反魂丹《はんごんたん》」だ。反魂丹は、中国で古くから知られた「反魂香《はんごんこう》」にあやかって、中国でつくられた薬名である。反魂香は、死者の魂を呼び返すとされた。もっとも日本のものは、中国のものとは違う丸薬で、「延寿《えんじゅ》反魂丹」が正式名。曲直瀬玄朔《まなせげんさく》が命名したといい、足利将軍家や戦国武将の畠山氏らも使用したといわれるので、十六世紀ごろには使用されていたことが判る。

越中富山の反魂丹の由来には諸説があるが、十七世紀末に、備前岡山藩の万代常閑《まんだいじょうかん》が伝えた薬方であるという。万代家の記録によれば、参勤交代で往還する諸大名が、これを買い求めたという。黄連《おうれん》、大黄《だいおう》、黄芩《おうごん》、熊胆《ゆうたん》（くまのい）など、二十数種の薬を配合して作るのだという。そのうち黄連と熊胆は、越中富山の特産品として知られていた。

万代家から富山に反魂丹の薬方が伝えられたのは、越中特産の良質な黄連と熊胆を確保するためであったろうか。

なお、丸薬師は特殊技術者であり、製薬業に雇われて各地を回ったが、押出し式の製丸機が富山で発明され、一度に千数百粒が作られるようになった。これによって数十倍の生産が可能になったのである。ともあれ、富山の薬売りが来ていたころが懐しい。

（作家）

富山売薬と北海道開拓③

富山県人の北海道移住と売薬さん

明治時代に入り、北海道には富山県から多くの人が移住しました。

当初は縁故や郷里の成功者を頼って渡道する例が多く、郷里の先駆者のもとに移住者が集まりました。明治三十二年（一八九九）から十年間の調査では、富山、石川、福井の北陸三県は他県と比べて移住者が多く、特に富山県は移住者総数が全国一位で、このうち農民移住が全体の七十%を占めました。

農業を生業とした富山県出身者の入植地は、十勝、石狩、空知、上川地方に多い一方、漁民としての移住や出稼ぎも顕著で、利尻や礼文、釧路、根室地方の漁場開拓のほか、樺太やカムチャツカ、千島方面への北洋漁業（*）にも携わりました。

売薬さんは富山県出身者が入植した地域で積極的に行商しました。売薬さんの人数と生産額も、富山県からの移住者の増加に合わせるかのように、飛躍的に増大しました。売薬さんにとって北海道は働き甲斐《がい》のある場所になっていきました。

■ 北陸地方出生者の北海道在住者数 大正９年（1920）国勢調査

原住地	人数
北海道	316,555人

→

富山県	101,701人
新潟県	91,999人
石川県	75,778人
福井県	47,077人

（北陸銀行『創業百年史』をもとに作成）

＊北洋で船団を組みながら、鮭、カニを中心に漁をすること。

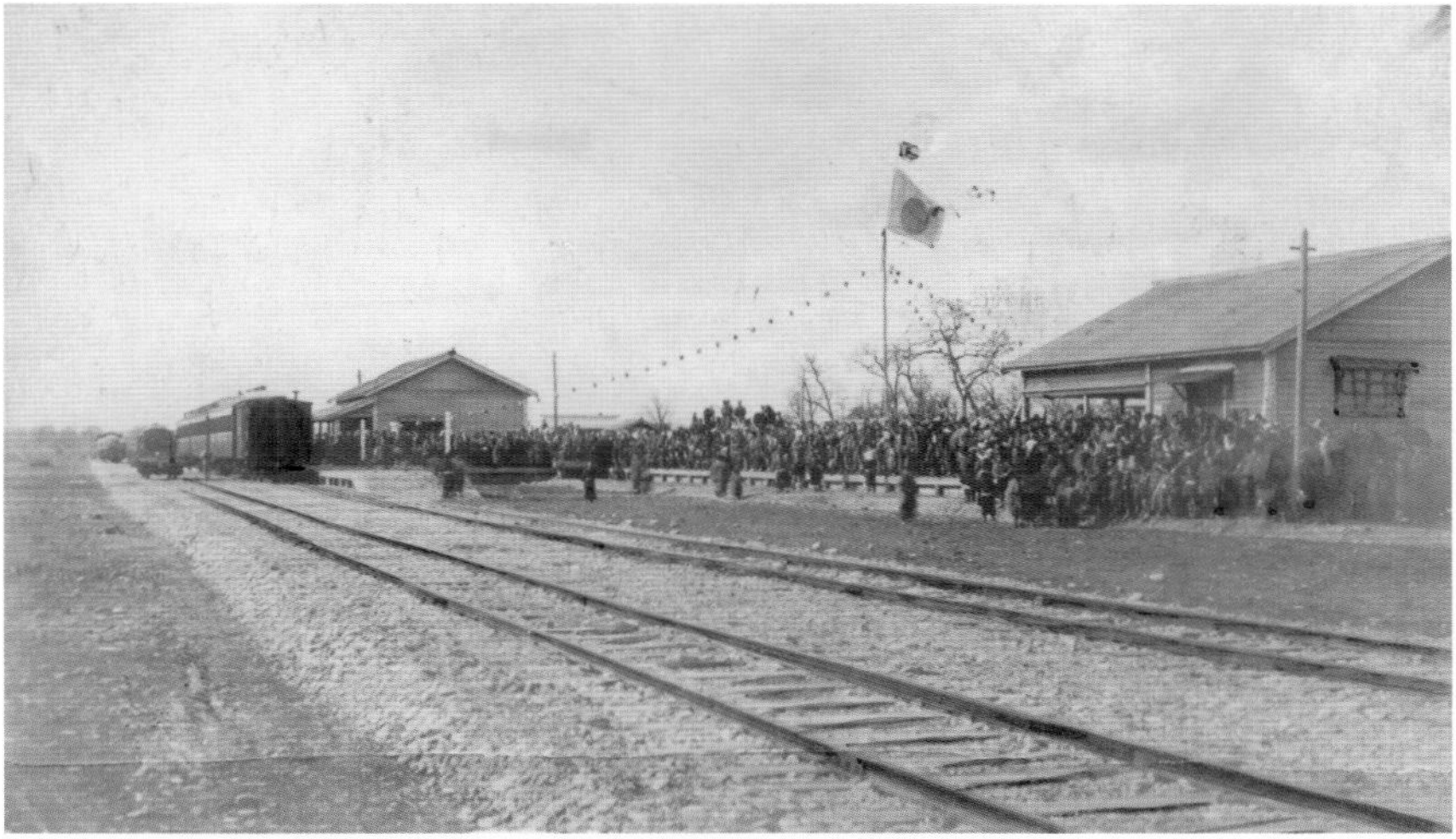

鉄道開通、一番列車帯広停車場に着く（明治38年10月20日）
（写真提供：帯広百年記念館）
待望の釧路－帯広間の鉄道が開通し初めての汽車が帯広駅に。２年後、狩勝トンネルの完成で旭川－帯広間が開通、函館まで通じました。鉄道の発達により売薬さんの行商範囲も広がっていきました。

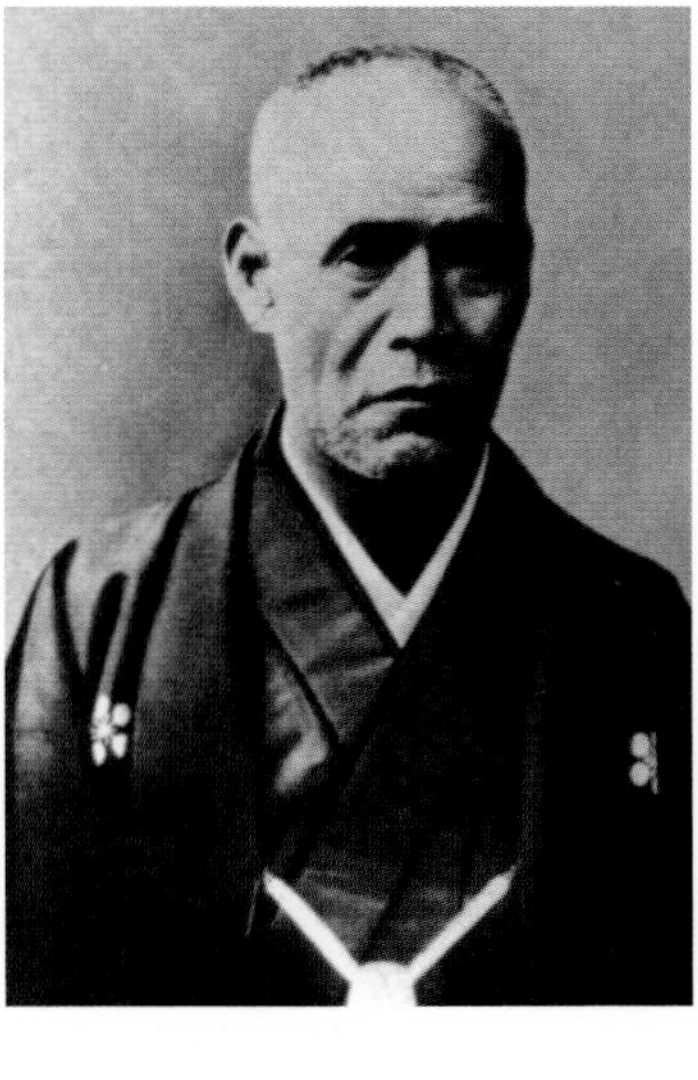

沼田喜三郎
（写真：『沼田町史』より）
小矢部出身の沼田喜三郎は当初、十勝に入り、後に空知地方に入植、現在の沼田町の開基者として地域の発展に寄与しました。

天へ突く紙風船や置き薬

名取里美

フランスに留学中の子から「以前使った塗り薬を送ってほしい」とメールが来た。フランスの医療費は高額と聞いていたからだろう。

富山の置き薬のように、ひととおりの薬を持たせてやればよかった。

昭和四十年代、富山の薬売りのおじさんは、藤沢の海岸近く、砂ぼこりの舞う団地にもやって来ていた。団地は五階建てで、ひとつの階段を十軒の家族が共有して上り下り。みんな顔見知りになるから、近所づきあいは、濃密だった。友達の家は、すぐ近くで、公園もいっぱい。暗くなるまで遊び惚けた。幼い私はお母さんたちのお喋りの輪に紛れ込み、お母さんたちと笑い合いながら、大人の話に耳を傾けた。自由で刺激的で楽しい子供時代だった。

薬売りのおじさんが、狭い玄関の板の間にしゃがみ込み、柳行李を広げていた。母は正座して応対していた。幼い私と妹は、母の背中から二人のやり取りをのぞき込んでいた。

紙風船はそんなときにおじさんからもらったのだろう。

「ありがとう」

と私と妹は恥ずかしそうに言って、おじさんが帰った後で、紙風船をふくらます。居間で紙風船を突いて遊んだ。かさっかさっと、紙風船のうす紙の感触と音が好きだった。

先日、実家で置き薬のことを話すと、妹がその紙風船をよく覚えていた。

「赤と青で、四角に三角がついた不思議なかたちだった」
という。私は、そんな形をしていたか、覚えていない。熊の絵だけが、印象に残っている。

紙風船息吹き入れてかへしやる　　西村和子

子供の突いた紙風船が、母のもとへ。それをふくらまして子に返す優しいお母さん。紙風船といえば、思い出す名句であるが、私の母もこんなときがあったのだろうか。

そう、薬といえば、昔、母が話したことを思い出す。

「四階のケンちゃんが、入院したんだって。あまり効く薬が無いそうよ。椎茸が効くと聞いて、お母さんが椎茸を煮て、病院へ持って行ってるんだって」

まだ、幼稚園のケンちゃん、かわいそうに。そういえば、階段ですれ違ったケンちゃんのお母さんは暗い顔をしていたな。私は、幼心に心配をつのらせた。

四階のケンちゃんの家にも、富山の薬売りのおじさんは訪ねていたことだろう。ケンちゃんの不調を、お母さんは薬売りのおじさんに、相談していたかもしれない。

その後、しばらくして、ケンちゃんは亡くなってしまった。

近所の幼子の死が、私のはじめての身近な死であった。特効薬も無い、椎茸も効かない病気というものの恐ろしさを知った。

あれから、社会はめまぐるしく進化。引越しすると、薬売りのおじさんの訪問はなかった。あの置き薬が、使用した分の代金を払うということを、このたび知って驚いた。なんて良心的なのだろう。富山の生んだ薬売りのシステムは博愛精神に満ちている。富山県出身の知り合いの方の優しさも思い出し、なるほどと思う。

昨日、久方に頭痛薬を一粒。箱をみると、なんと、富山での製造。富山の置き薬でした、まさに。

（俳人）

富山売薬と北海道開拓④

北海道民の支え

明治半ばくらいまで、売薬さんの行商地域はニシン漁で賑わう漁村地域でした。一番よく売れた薬は風邪薬、ついで虫下し、神薬、あんま膏でした。お得意先への土産として、漆塗りの箸や九谷焼の茶碗、よほどの上お得意さんには桐箱に入った銚子《ちょうし》を調達していました。

その後、農民移住が本格化してくると、内陸地域に売薬さんが足繁く通うようになります。医療施設が徐々に整備されていきますが、広い北海道です。移民たちの住まいの近くに病院があるとは限りません。彼らには、売薬さんが年に一度置いていく薬が、健康を守る唯一の頼りだったのです。

たくさんの薬、折りたたんだ紙風船や喰い合わせ表などのお土産を行李に積んだ売薬さん。北海道では移動距離が長く、一日に訪問できる家は多くはありませんでしたが、売薬さんの訪れを心待ちにする人々のもとへ、売薬さんは毎日歩き続けました。

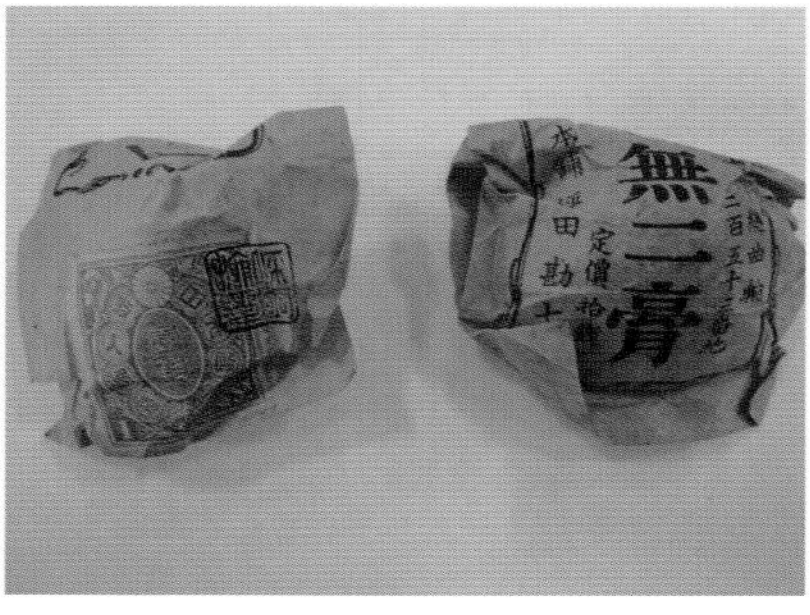

無二膏
（所蔵：北海道博物館）
はまぐりの貝殻を容器に使った軟膏。

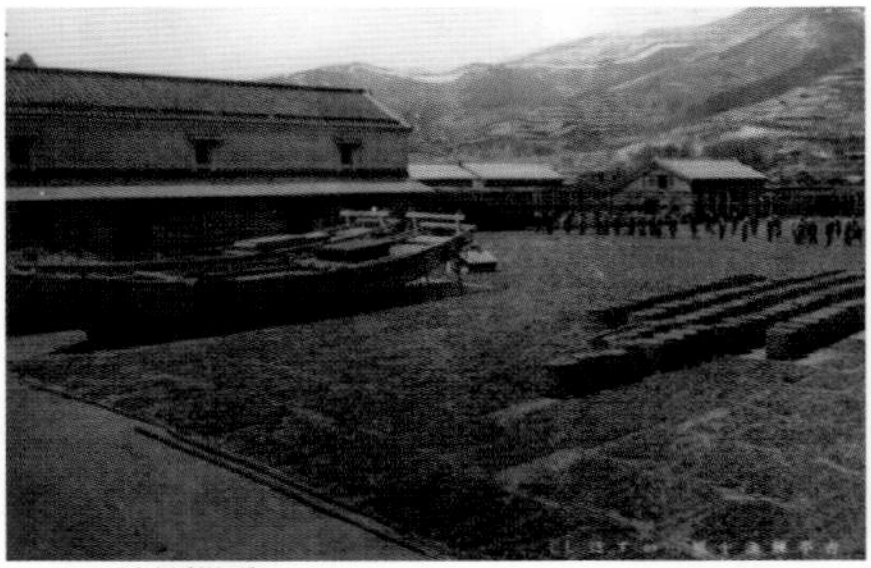

古平町の鰊粕干場《にしんかすほしば》
（所蔵：古平町教育委員会）

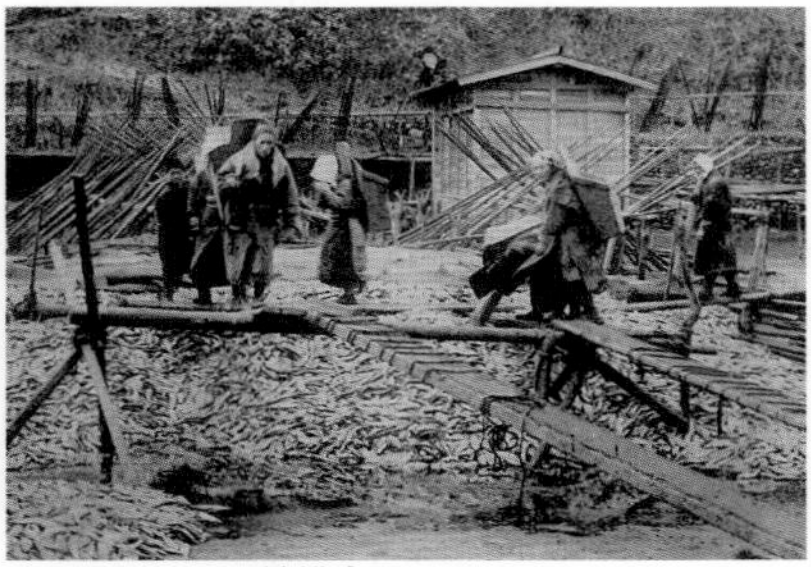

北海道小樽近海之鰊漁《にしんりょう》
（所蔵：小樽市総合博物館）

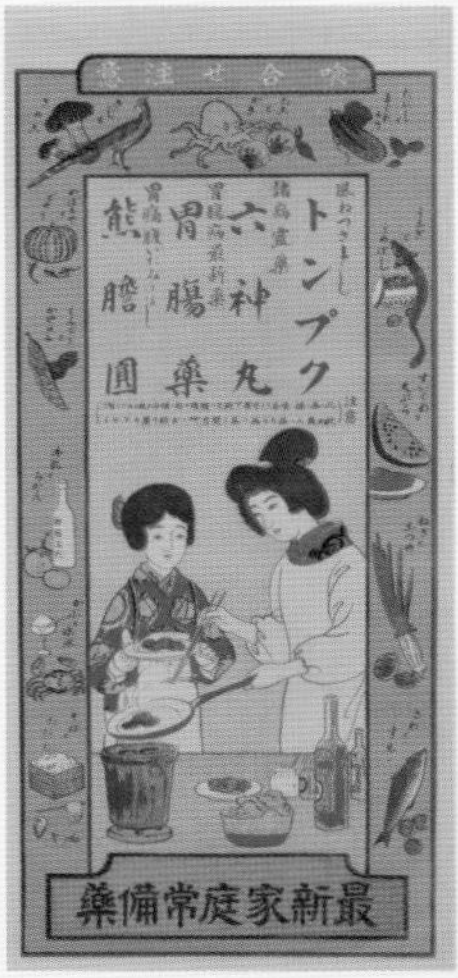

「喰い合わせの注意」を
載せた薬チラシ

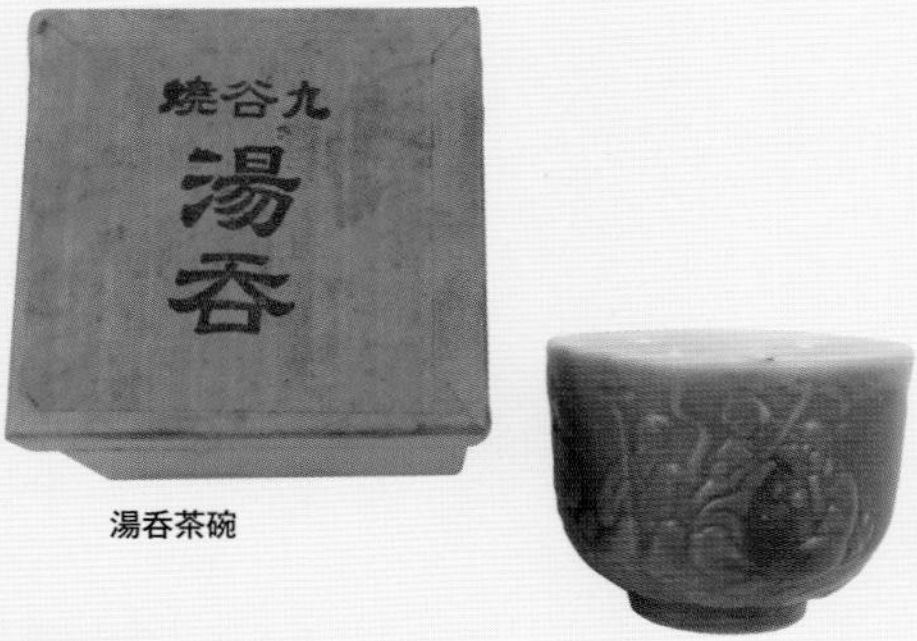

湯呑茶碗

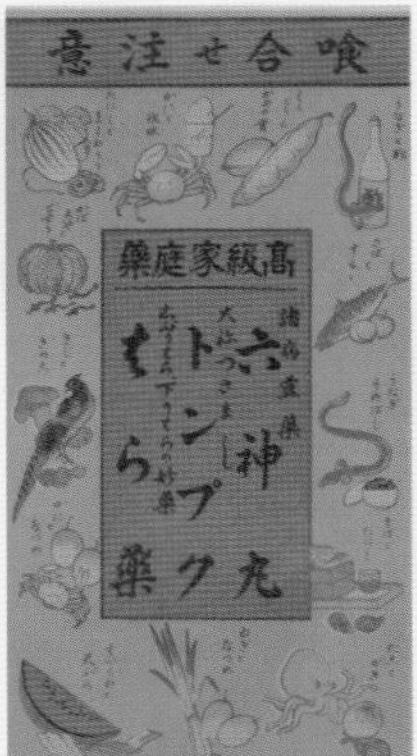

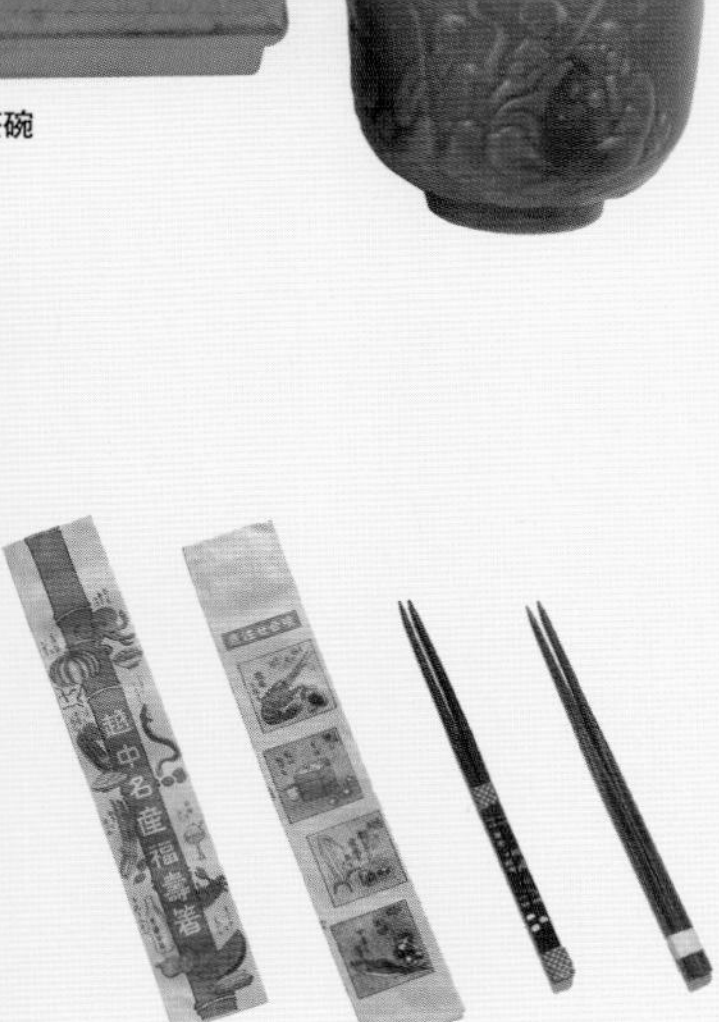

箸袋と塗り箸

お土産の品々。全国に向けて準備していたものです。
（所蔵：富山市売薬資料館）

紙風船のおじさん

服部公一

富山の置き薬屋さんは一年に何度か（一度か？）やってきて袋の中の薬で消費した分だけお払いするのだった。この薬屋さんは若いおじさんで、薬を入れた行李の箱をリュックサックのように背負い、足元は脚絆と地下足袋だったようだが上着はどうだったのかおぼえていない。我が家の玄関はひろい板張りだった。そこに袋の中身をひろげて帳面を調べ計算し集金して行った。そして必ず私に紙風船（丸いのでなく四角だった）をくれた。庭のおおきなイチョウの木から黄色い葉がたくさん散って来る秋には、それをふくらませてポンポンとついてイチョウの葉の中で風船が躍るのを見て楽しく遊んでくれるおじさんだった。彼には私と同じ年頃の息子が富山にいると言っていた。両親のいない一人っ子の私だったからそれが楽しかったのをおぼえている。

富山の置き薬屋さんの思い出はなぜか秋が多い。米作地帯の山形県では秋から冬にかけてまとまった収入のある季節だから、それを狙って富山の置き薬屋さんは営業に来ていたのかもしれない。

私の生まれ育ちは山形市で、この話は昭和十三、十四年、つまり太平洋戦争前五、六歳ころの記憶である。

富山の置き薬はいつも薄黄色のおおきくて頑丈な紙袋に入って、茶の間のかもいにぶら下げられていた。それにはセメン円（虫下し）、風邪薬（赤い丸薬）、ユゼターム（メンソレータムの類似品、たぶん秋田県の湯瀬温泉由来）などが入っていた。その中の薬に瓶詰めのマーキュロクローム（赤チン）やヨードチンキはなかったように思う。水溶性の薬は瓶だけで重くなるからだったのだろう。

山形市の商店街は七日町、そこには大きな薬局がいくつかあったが、私の家は市の東側の住宅街で商店街からちょっと離れていたから、私の擦り傷や鼻かぜなどはいつも富山の薬のお世話になっていた。

我が家から五分も行くと馬見《まみ》ヶ《が》崎川《さきがわ》、その川は真ん中を流れていて両岸はひろい河原で見晴らしがよく向かい側はすぐ山につながっていた。それは子どもたちに格好の遊び場、いつも親たちに「水に気をつけなさいよ」と言われながら毎日のようにそこに行っていた。ある日河原の土手の上で握り飯を食べている人がいた。あの富山の薬屋さんだった。そばに寄っていくと嬉しいことに

「やあ服部さんの坊ちゃんか」と私を知っていてくれたのだった。

彼はやがて握り飯を食べ終えると、川の流れに口をつけ水をうまそうに飲み、手を洗うと颯爽と立ち去った。

これが彼を見た最後だった。次から富山の薬屋さんは年配のおじさんになった。前に来ていたあの薬屋さんは兵隊にとられた、とのことだった。戦争がはげしくなって「富山の置き薬」は中止になった。黄色い紙袋の中は殆ど空っぽのまま、かもいにぶらさがっていた。

あの紙風船をついて遊んでくれた若いおじさんは戦死したのかもしれないと祖母が言っていた。

（作曲家）

富山売薬と北海道開拓⑤

「北海道開拓の村」売薬さん探訪

札幌市内にある野外博物館「北海道開拓の村」には五十二棟に及ぶ歴史的建造物が道内各地から移築復元されており、明治・大正期に生きた先人たちの暮らしぶりが手に取るようにわかります。家の中をのぞくと、「預箱」が置いてあったり、「絵札」が貼ってある建物をいくつか見かけます。

富山県から多くの人が入植した北海道。その名残は秋祭りなどで神社に奉納する獅子舞に見られるほか、郷里の建築様式を今に伝える家もあります。

開拓の村には富山県から移住した樋口さんの家があります。樋口家は富山県上市町の出身で、明治二十六年（一八九三）に現在の札幌市厚別区小野幌に入植し、四年後に郷里のワクノウチ造り（＊）を採り入れた家を新築しました。

このほか、売薬さんが浪曲師や宿の主人や女将さんと炉を囲んで語りあう建物もあり、開拓の村では売薬さんの息づかいを間近に感じることができます。

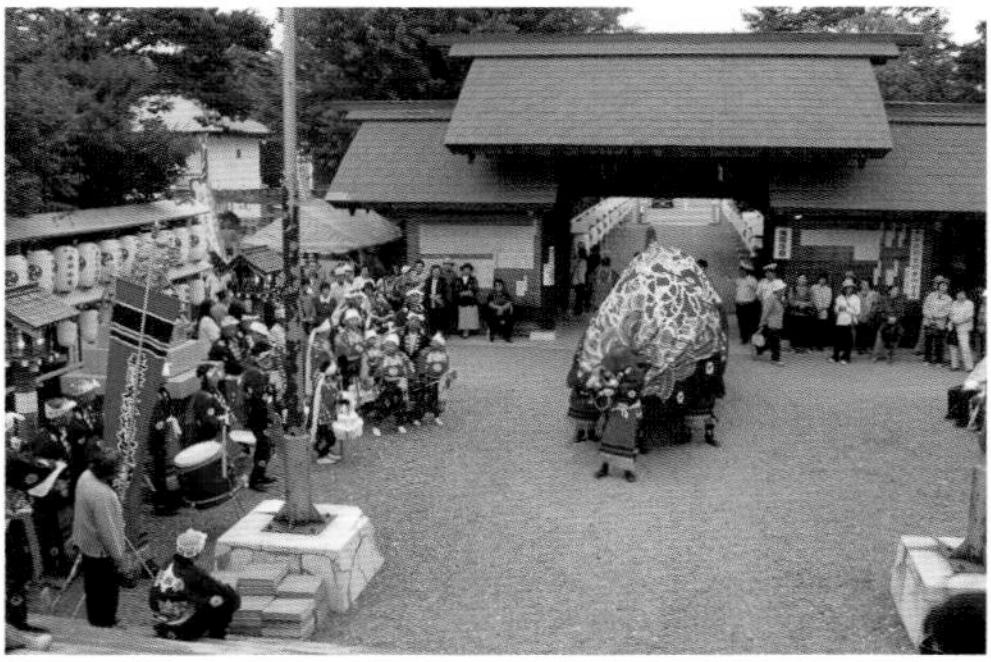

芦別獅子
富山県砺波地方から現在の芦別市に入植した人々が郷里から持ち込み、現在に伝えている郷土芸能です。
（撮影：中島宏一氏）

＊居間に４本以上の柱と平物（指鴨居）・貫・大引き・梁によって井楼《せいろう》形の構造体を組み上げていく工法。必然的に高い吹き抜け構造となる。

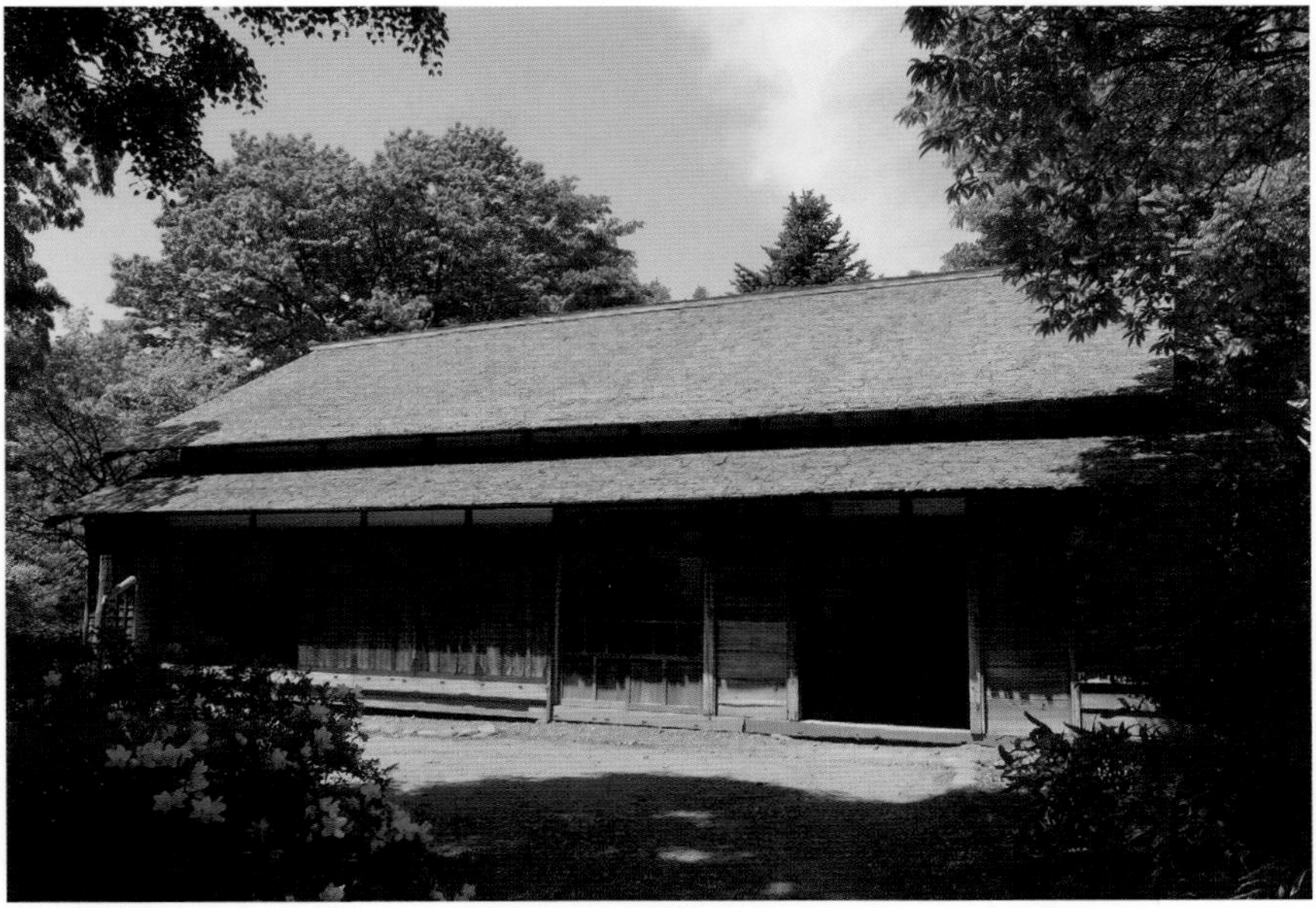

旧樋口家農家住宅
富山県出身の棟梁によって建てられました。建築様式には郷里の建築様式「ワクノウチ造り」がみられるほか、富山の売薬商の配置箱が置かれています。

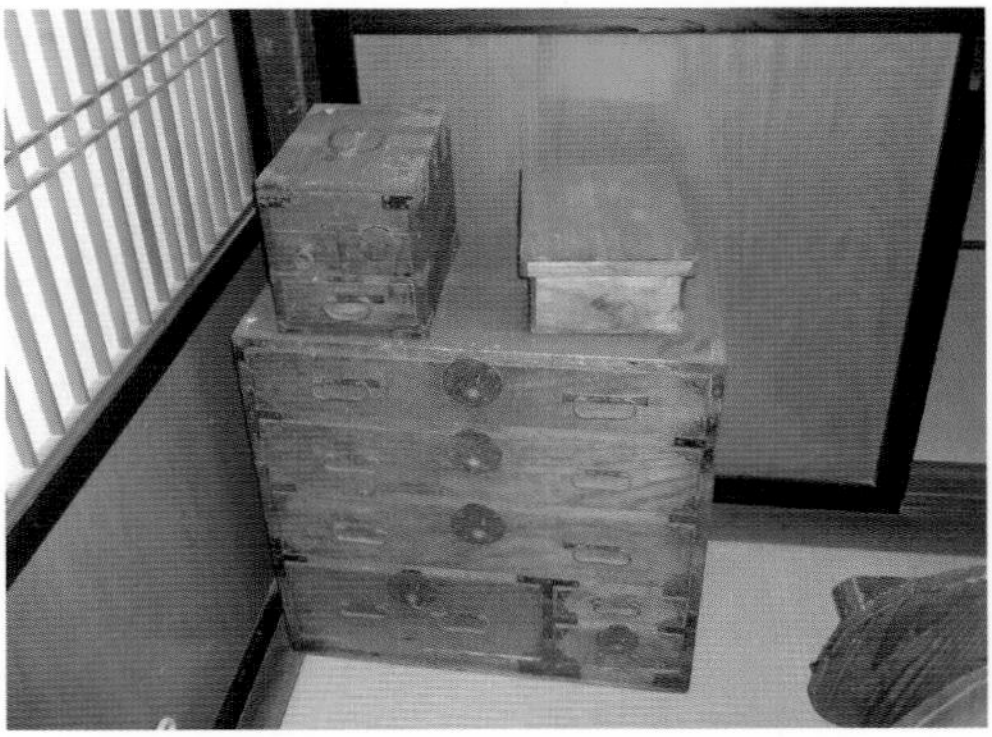

薬箱（旧菊田家農家住宅内）
開拓の村に移築復元された民家には、薬箱を展示している建物が多くあります。

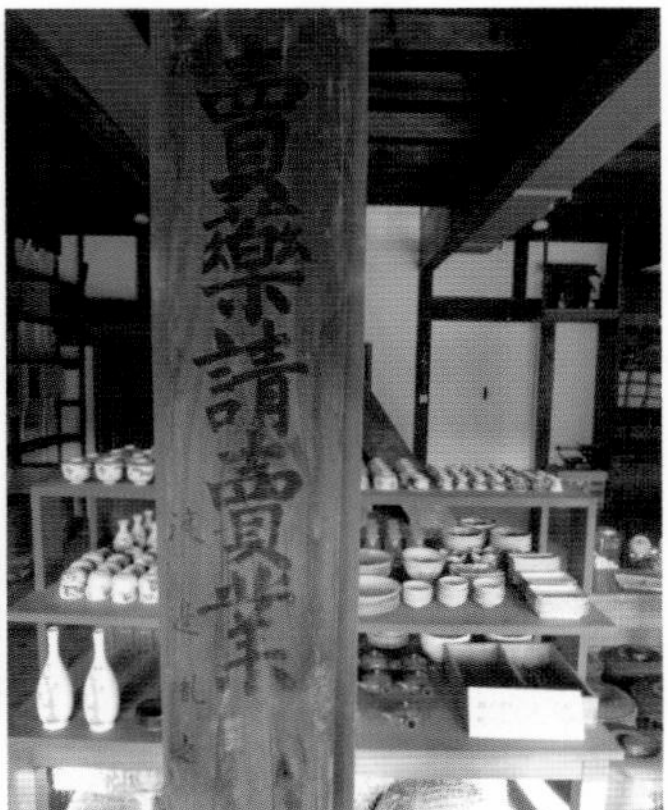

売薬請売業の看板（旧渡辺商店店内）
薬の店舗販売を請け負った商店の名残を示しています。

「くたべ」と「スカ屁」の話――十九世紀、越中の化物

関口博巨

五十年近く前のこと。埼玉県の筆者の生家には、三世代六人の幸せな暮らしがあった。わたしたち三人兄弟の誰かが病気になると、父母の優しさと祖母のお祈りと富山の置き薬が、それを癒してくれた。売薬さんの記憶はほとんどないが、引き出し式の赤い薬箱と楽しみだった手土産の紙風船は、今でもはっきり覚えている。

ところで、江戸時代後期から明治にかけて、富山の売薬さんがいわゆる「売薬版画」を手土産にしていたことはよく知られている。文政十年（一八二七）ごろ流行ったという、人面獣身の化物の「くたべ（くだべ）」と「スカ屁《べ》」も、あるいは売薬版画に由来するのかも知れない。大阪府立中之島図書館が所蔵する摺物を紹介しよう。

詞書《ことばがき》によれば、「くたべ」は唐名を「件《くだん》」といい、もともとは「もろこし」の化物であったが、日本では零落して越中立山薬種塚に忍ぶ「くたべ」になっているという。化物の顔は、月代《さかやき》を剃った年老いた男（オス？）に描かれている。「くたべ」は「名も無き病にて人多く死す」という不気味な予言をするいっぽうで、「常に我が形図を見たるものは、右の病難をのがれ、却って長寿すべきもの也」と、自らの効験を説いている。

かたや「スカ屁」は、「越中かき山いまき谷尻が洞《ほら》われめ」から出てきた化物で、今年から

四～五年のうちに「名もなきおなら」が流行し「いもべの薬」も効かないと予言し、「我姿《わがすがた》青ひ顔を絵図にうつしはりおかわ《（写し貼りおかば）》、其難《そのなん》をのがれ、家内まめべくそくさい《（忠実で息災／豆屁・糞・臭い）》、延命うたがひなし」と、いささか尾籠ながらこれまた自らの効能を謳っている。

「スカ屁」の出現地「いまき谷」の「いまき」は、今木・湯巻《ゆまき》（女性の腰巻）のダジャレである。画中、化物は腰巻をまとった女髷の老女（メス？）に描かれ、右下に「どこもかもくだべ、あんまりくだべで、はらもくだべ《（腹も下んべえ）》、いふ《（言う）》のもくだべ、あとから出すなをくだべ《（名を比べ）》」という詞書が添えられている。「くだべ（くたべ）」のあまりの流行で消化不良を起こして下痢をするだろう、「くだべ」より後から登場した「スカ屁」と名前を比べてほしい、と言いたいのだろう。「くだべ」の「くだ」の意味は「くだくだしいこと」、転じて「よけいなこと」なのだから、あくまでも洒落のめしている。

ともに越中を居場所とし、病難を防除する化物「くたべ」と「スカ屁」。「くたべ」は「件《くだん》」のパロディで「スカ屁」は「くたべ」のパロディ。そんな摺物ならば、売薬さんの手土産には打ってつけである。両親や祖父母に「くたべ」「スカ屁」の詞書を読んでもらい、キャーキャーと声をあげて面白がる子どもたち。大人たちは戯れの摺物を音読しながら、きっと、子どもたちの健やかな成長を願っていたに違いない。近ごろ、「うんこドリル」に「うんこミュージアム」など、「うんこ」の語の付くものが次々とヒットしているそうだが、今と変わらない十九世紀の家族のひとときが目に浮かぶ。

人類の健康と幸せは、医療と薬だけでなく、家族の温もりと人知を超えたものへの畏敬と祈りによって支えられてきた。わたしにとって富山の置き薬は、ただ薬剤というだけでなく、子どものころの幸せな記憶とともにある。

（神奈川大学准教授）

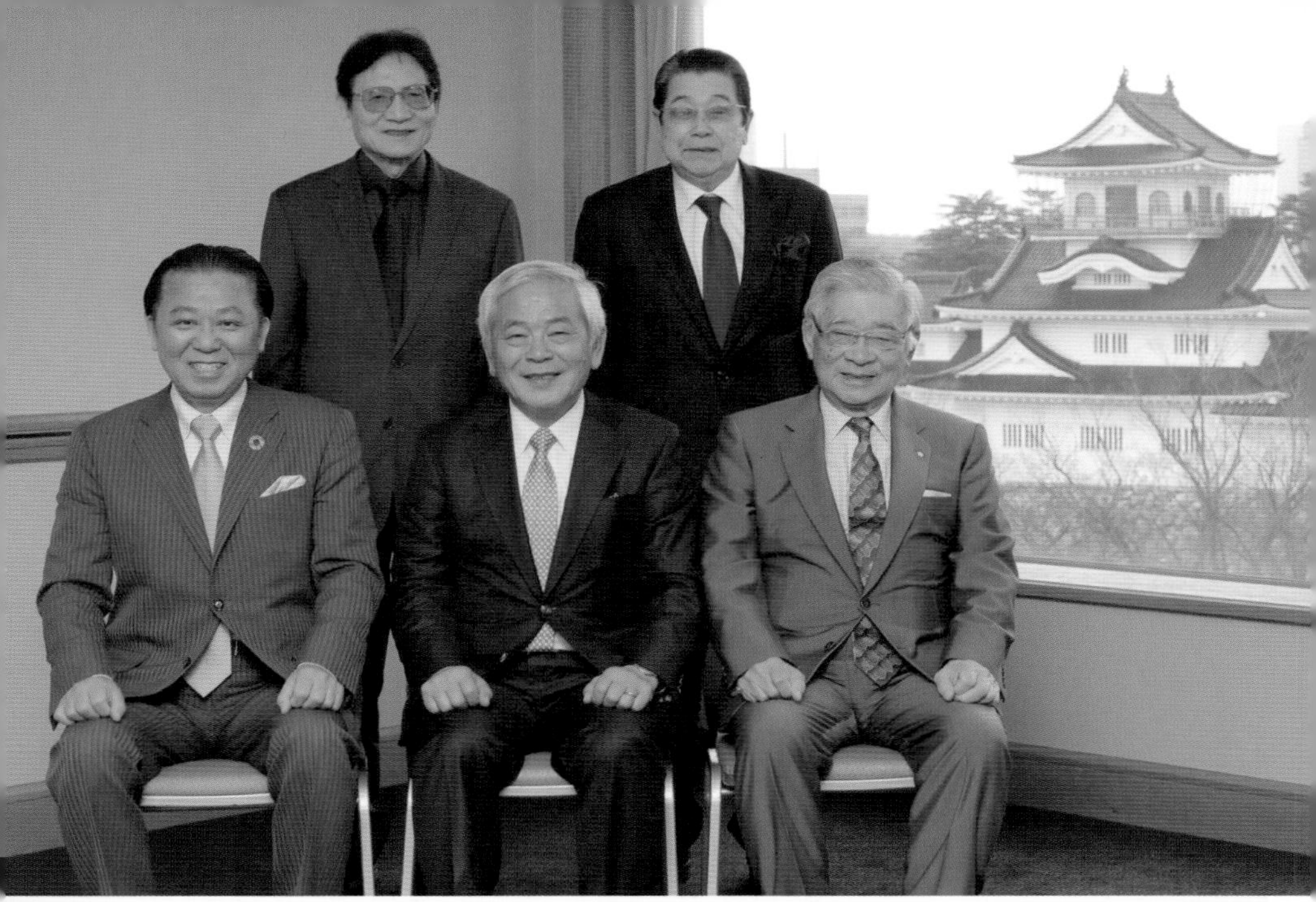

富山の置き薬とその風土そして文化

座談会

富山の置き薬は長い時を経た今も日本の各地でその存在感は大きい。「置き薬」は流通にも革命的な手法を生み出し、日本の文化そして政治にも大きな影響を与えている。識者の皆さんにその周辺の話をうかがった。

青柳正規（元文化庁長官）
中尾哲雄（富山市名誉市民・富山大学名誉博士）
中井敏郎（（一社）富山県薬業連合会会長）
森　雅志（富山市長）
伊藤玄二郎（星槎大学教授）

富山の薬売りとその精神

伊藤　『富山の置き薬』の上巻が無事出版されました。この本は富山の薬売りにまつわる用具、くすりを届ける売薬さん、売薬さんのお土産である紙風船や売薬版画を、各界の著名人による置き薬にまつわるエッセイとともに紹介している本です。

森　おかげさまで、市民の皆様にも大変喜んでいただいております。発刊を記念して、富山市ガラス美術館では掲載されているエッセイの生原稿の展示を行い、多くの方々に足を運んでいただきました。改めて富山の伝統産業である置き薬の歴史やそれにまつわる文化を再認識しております。

伊藤　上巻で掲載しているエッセイの中に金尾梅《かなおうめ》の門《かど》という隠れたる俳人が登場しました。過去に寺山修司も取り上げています。この本をつくったことで、金尾梅の門を再発見することができました。このように、きっかけをつくると次々に新しい文化が登場する。この本が一つの種まきになる気がしています。

青柳　読ませていただくと置き薬の世界が広がっていて、その世界が情報で結びついていることを実感します。最近よく耳にする言葉にIoT (Internet of Things) があります。これは多種多様なモノがインターネットに接続し、相互に情報をやり取りするものです。富山の置き薬は、置き薬を媒介として日本中と結びついている。IoTの先駆けなのではないかと思いました。

伊藤　置き薬のルーツは江戸時代にまでさかのぼるそうですね。

中井　置き薬の始まりには諸説ありますが、富山でなじみ深いものに「反魂丹伝説《はんごんたんでんせつ》」があります。富山藩二代藩主、前田正甫《まさとし》公が、江戸城中で腹痛に苦しむ他藩の大名に反魂丹を与えたところ、たちどころに治ったことから、各地の大名が自領にも行商してほしいと願い、全国に広がったというものです。

森　洪水や積雪などの影響で農業だけでは生活が成り立たず、出稼ぎが必要だったという江戸期の富山の風土的背景、交通が整備され、陸路（街道）や海路の活用により、関西や東北への交通の便に恵まれていたという地理的背景もあるようです。現在、富山では国内の医薬品生産金額の約一割を製造し、市内では約五十、県内では

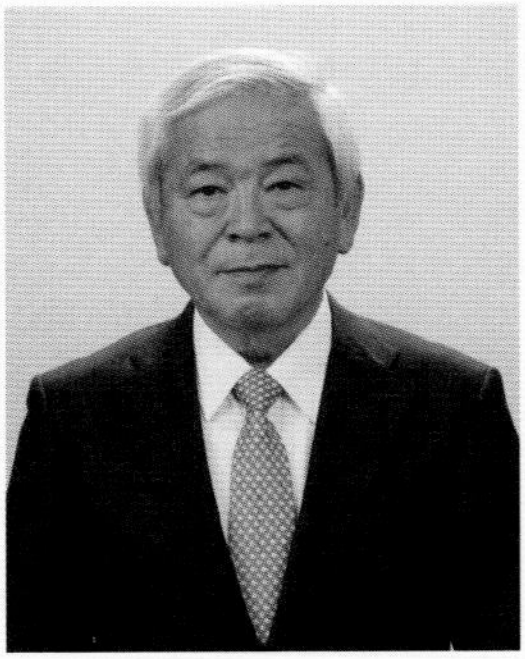

青柳正規（あおやぎ・まさのり）

1944年、大連生まれ。東京大学文学部卒。古代ローマ美術史学・考古学者。国立西洋美術館館長、独立行政法人国立美術館理事長、文化庁長官を歴任。東京大学名誉教授、東京藝術大学特任教授。2017年から山梨県立美術館館長。2019年から学校法人多摩美術大学理事長、奈良県立橿原考古学研究所所長。

約百の医薬品工場があります。薬はまさに富山を代表する産業と言えます。

中井　富山の薬売りが大切にしてきたものに「信用三本柱」があります。これは使った分だけ後で代金をいただく先用後利《せんようこうり》の仕組みと、間違いのない正しい商いをする「商いの信用」、反魂丹をはじめ安全性が高く、品質の高い薬を取り扱う「くすりの信用」、顧客である得意先のことを一番に考え、時に悩みの相談やアドバイスも行い、人と人との信用を何より大切にする「人の信用」の三本を指します。特に「用いることを先にし、利益は後から」とした「先用後利」という独自の販売方法は庶民に広く受け入れられ、藩の保護育成政策もあり、江戸時代末期にかけて薬売りは大きく成長しました。全盛期には毎年二～三千人もの薬売りが富山を旅立ったとも言われ、現在の富山経済を支える大きな基盤となりました。

伊藤　私の家にも置き薬があり、売薬さんが置いていく紙風船で遊びました。

中井　置き薬は藩の支援と行商地域ごとに組織された行商人同士の相互扶助と統制管理を行う「仲間組」によって、全国へとその商圏を広げていきました。その結果、他の地域の行商人と競争が起こり、その対策として進《しん》物《もつ》、いわゆるお土産が使われるようになったわけです。皆様のご記憶にある紙風船もしかりですが、歌舞伎役者や名所が刷られた売薬版画などが各家庭に配られました。

森　各家庭に薬を置き、使った後にお金を回収するというのは、当時では画期的なシステムであったと思います。判や帳などにせずただ箱を置く。そして版画などのお土産で世間の情報を教える。世界でこういった商売の方法はありますか。

青柳　私も世界をいろいろ巡っていますが、あまりないですね。ただ江戸時代はどこの町でも現金でのやり取りがほとんどなく、多くは売掛金で帳簿を持っていて、月締めや盆暮れの払いでやっていました。それを考えると薬を先に預けて後から代金をいただくというシステム自体、あまり珍しいことではないのかもしれません。ただそれを全国規模でやるというところがすごいですね。

伊藤　先に商品を渡して使ったものだけを後で回収する。相手を信じてビジネスを始めたところがすごい。いわゆる信頼の精神ですね。

森　薬売りは薬を預けた先の顧客名簿である「懸場帳《かけばちょう》」を持ち歩いていました。そこには家族構成のほか、いつ、どれだけどの薬を使用したかといった薬の明細、さらには家族の気質まで書かれていて、これはいわゆるお客様との信頼関係で築かれたデータベースであると言えます。

中尾　今は個人情報の時代ですが、父の懸場帳には鉛筆で薄く「この親父は気が短い」と書いてありましたよ（笑）。

青柳　大変な財産ですよね（笑）。

中尾　そうです。懸場帳そのものが財産です。

中井　江戸時代の売薬さんは、一口浄瑠璃を語れたり、漢方の知識を持っていたりと非常に高い能力を持っていたと思います。当時、占い師のような人はたくさんいましたが、こういう人はなかなかいなかったのではないでしょうか。ただこうした売薬精神は現状ではだんだん薄くなってきています。

伊藤　売薬精神が薄れつつあるというお話でしたが、森市長がこの本をつくろうと決断した真意はどこにあったのでしょうか。

森　多くの方の記憶の片隅には、たとえば子どもの頃、風邪をひいて一人で外の喧騒《けんそう》を耳にしながら早く治さな

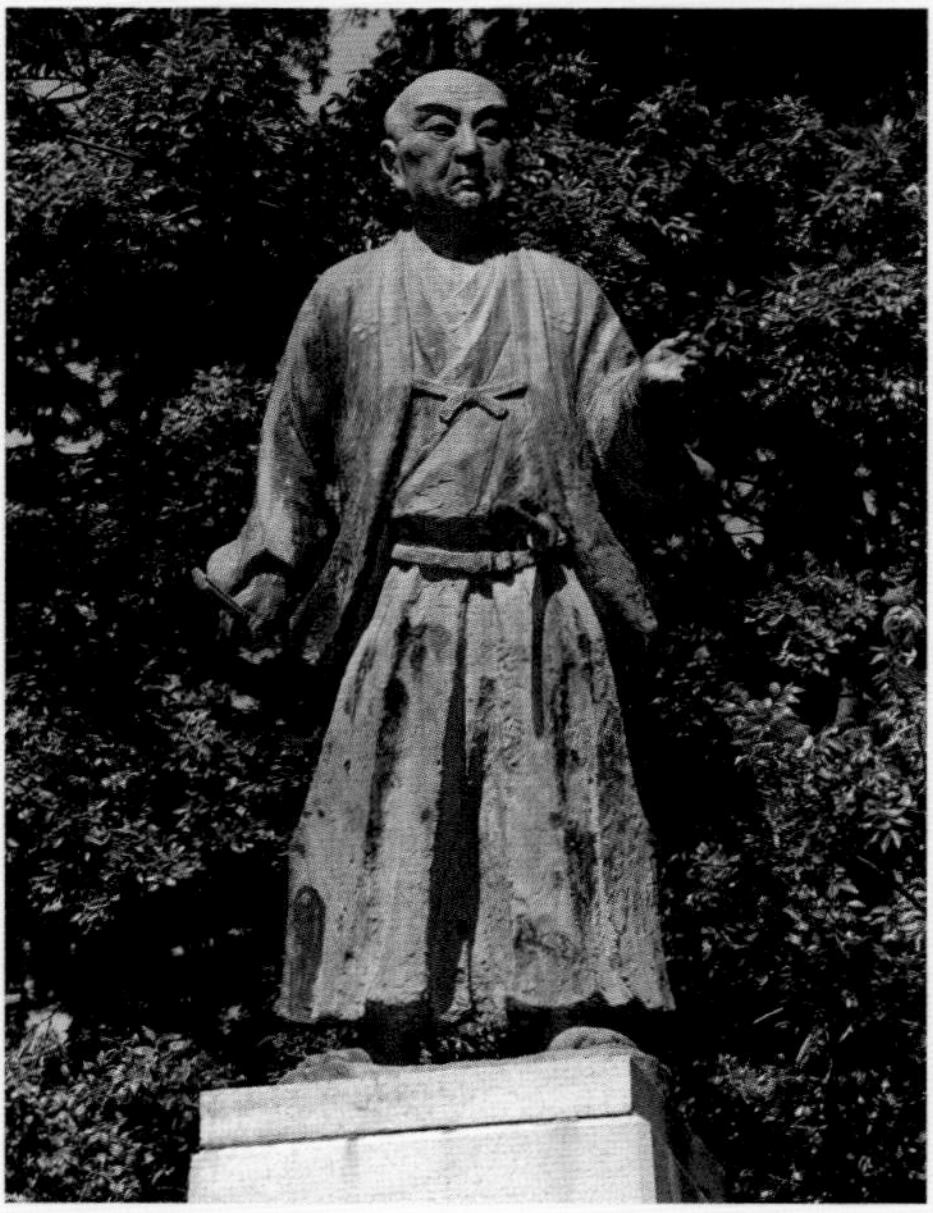

前田正甫公像

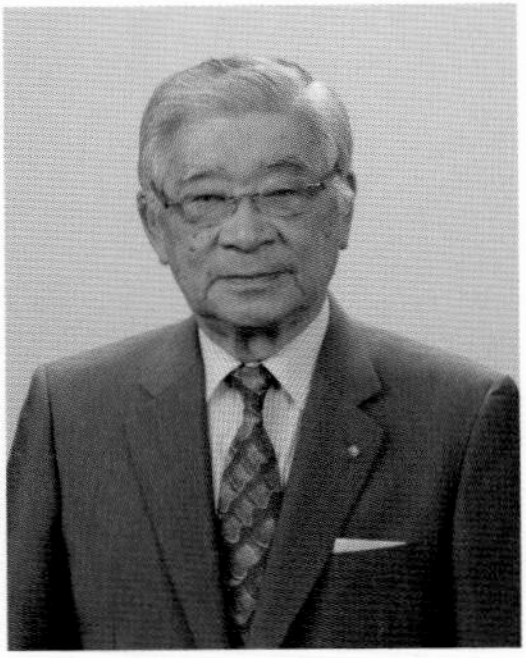

中尾哲雄（なかお・てつお）

1936年富山県生まれ。1960年富山大学経済学部卒業後、日興證券に入社。1965年富山商工会議所入所。1973年株式会社インテックに入社。1993年同社社長に就任。会長、最高経営責任者等を歴任して、現在アイザック取締役相談役。魚津市名誉市民。富山大学名誉博士。富山市名誉市民。

くちゃと思っている時に、ふと配置薬の箱や袋が目に入ったということがあったのではないでしょうか。そんな記憶を後世に伝えるものとして、配置薬への思いを一つの読み物としてまとめるとよいのではないかと考えました。まず最初に原稿を見た時、これはすごいと思いました。数世代にわたってお世話になった、一族の誰かが売薬業をしていた、売薬さんにいろいろなことを教えてもらったなど、子どもの頃の自分の記憶だけではなく、地域や家族に与えた影響なども書いていただいていて、これはすごくいいなと思いながら読みましたね。

中井　昔の売薬さんは褒《ほ》め上手なんです。褒めるものがなかったら馬の脚でも褒めてこいというくらい（笑）。

伊藤　中尾さんは実際に売薬をされた経験があるそうですが、その経験は今も役に立っていますか。

中尾　数年間、父について夏休みにお客様の家庭を回りました。一軒一軒との関わりに感動し、その経験が今の会社の経営の糧になっていると思います。たとえば売薬さんが一人ですと、風邪や病気で配りに行けないことも出てきます。会社組織にしてしまえばそういう時にカバーができます。そうした思いを胸に伝統的な売薬の企業化に乗り出しました。

中井　この発想がすごいですし、中尾さんは伝統を破って一つの大きな企業になるという前提でいろいろな事をされてきました。売薬は基本的に「企業」ではなく「家業」です。人間の欲と得の狭間に立って挫折したこともありましたが、中尾さんがおっしゃった思想は大変すばらしいもので、それをもとに着実に大きな企業は育っています。

中尾　当時の上司に、若造はもうちょっと勉強してからにしなさいと言われましたが、そうした中においても売薬精神を忘れず、商才や先用後利を知らず知らずのうちに身に付け、五十年の会社経営に活かしてきたと思います。取引先で富山の出身であることを伝えますと、「うちにも売薬さんが来たよ」とよく言われました。親が亡くなり、その子どもを売薬さんが引き取って育てるという話があります。アメリカで通訳をしている友人が、「私は九州の貧しい家に生まれ、富山の売薬さんに引き取られてそこで育てられ、大学まで出してもらったんだよ」と話してくれたことがあります。売薬さんはただ薬を

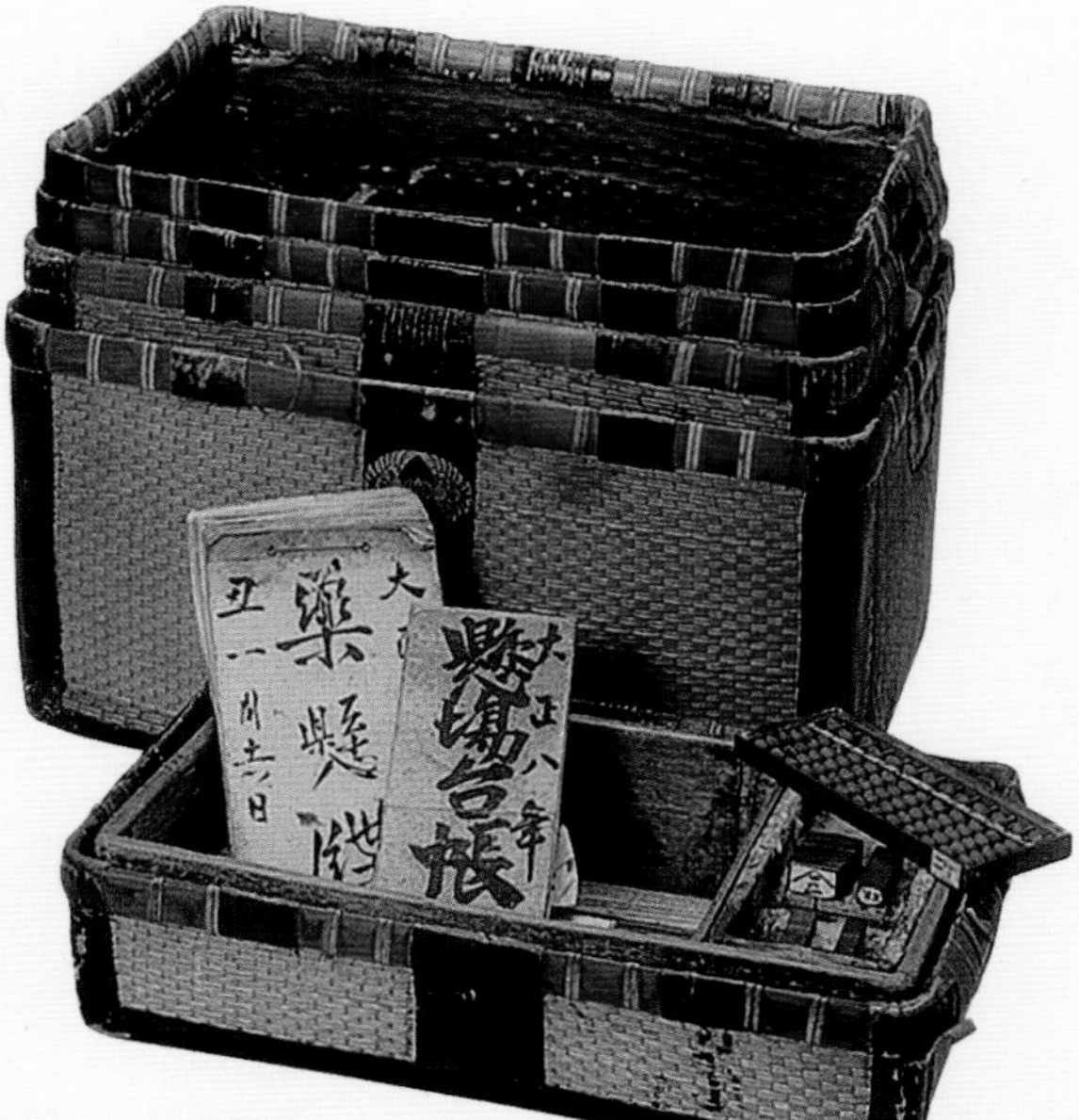

柳行李。薬や懸場帳などの行商道具を入れて得意先を廻ります。
（所蔵：株式会社廣貫堂）

売っていたのではないのです。だからこそ富山の薬売りは栄え、発展したのです。

森　私の父親は農家の長男で、高等小学校を出てから農業をやっていました。冬場の農閑期にはたくさんの農家の売薬さんが各地に出かけていましたが、その中の中林さんという方に付き添って十五、六歳の頃から薩摩へ行っていました。荷物担ぎの小僧として、色んな事を見聞してきたそうです。十年ほど前に父が突然、明日から鹿児島に行ってくると言い出しました。昔回っていた家に死ぬ前にもう一度行ってみたい、と。鹿児島中央駅でレンタカーを借りて桜島方面に行き、何軒も見つけたそうです。当時のことを記憶している人にも出会えたと、とても喜んでいました。

売薬版画と紙風船

伊藤　そういう売薬さんの一人一人の活動がいち早く富山に日本各地の情報をもたらしたわけです。富山の先進性は売薬文化にあるといえますね。ところで、富山の売薬文化を語るうえで欠かせないのが売薬版画です。

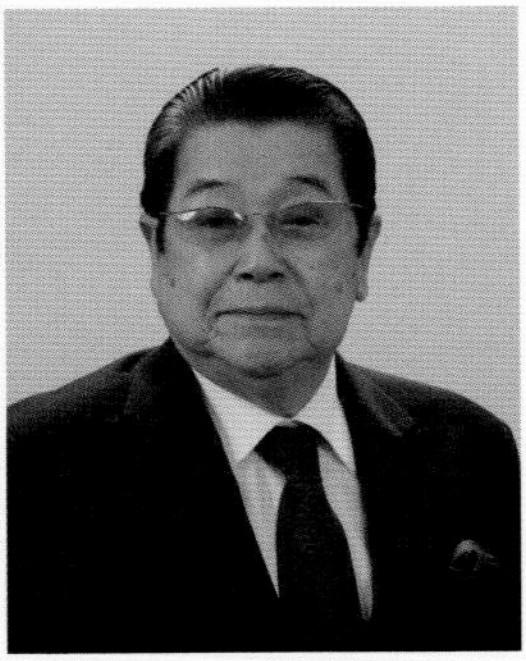

中井敏郎（なかい・としろう）

1944年富山市生まれ。立教大学法学部卒業後、1966年東亜薬品株式会社入社、専務、副社長を経て1987年代表取締役社長に就任。一般社団法人富山県薬業連合会会長として薬業界を牽引するとともに、富山県人事委員会委員長などの要職を歴任し、富山県の発展に尽力している。

中井　売薬版画は競合相手との差別化を図るために取り入れられた、いわゆる進物商法です。得意先との関係継続を目的として「これまでどうもありがとうございました。今後もよろしくお願いします」という意味で、売薬さんが配りました。

伊藤　売薬版画は「富山絵」とも呼ばれるそうですね。どういった主題の画が多いのですか。

中井　売薬版画の最大の特長が、富山の版元が富山の絵師に描かせ、富山の彫師が版木を彫り刷り出すという「富山版」であったことにちなむと思われます。江戸浮世絵の影響を強く受け、歌舞伎芝居を描いた役者絵が最も多いです。江戸では役者絵とともに人気のあった美人画ですが、売薬版画は家庭向けのため、こちらの需要は少なかったようです。一方、東海道や江戸をはじめとする名所絵も人気がありました。江戸後期には民衆の間でも旅行が盛んになり、各名所への関心も高まっていたことから、こうした東海道物や諸国名所物が大人気となったのでしょう。

青柳　売薬版画はおまけ商売といいますか、薬屋さんがよくやる商法を売薬さんが先駆けてやったのではないかと思われます。彼らは浮世絵や役者版画を得意先に渡す際、一緒に浄瑠璃を語りました。当時は情報がない時代ですから、江戸や他の地域の情報は大変喜ばれたでしょう。売薬さんは物語を語れるほどに博学であり、さらに商売の先駆けとして版画をうまく利用したわけですから、彼らは高い能力を持っていたと私は思っています。

中井　そうですね。人脈や縁を大切にしつつ、上手に商売に活かしたのだと思います。売薬版画や紙風船を媒体にして、いろいろな物語を伝えています。中には日清戦争や日露戦争の版画で世界情勢を伝えるなど、情報の伝達者でもあったわけです。時代の流れとともに新聞やラジオ、テレビに押され、売薬版画は次第にご用済みになってしまいましたが……。

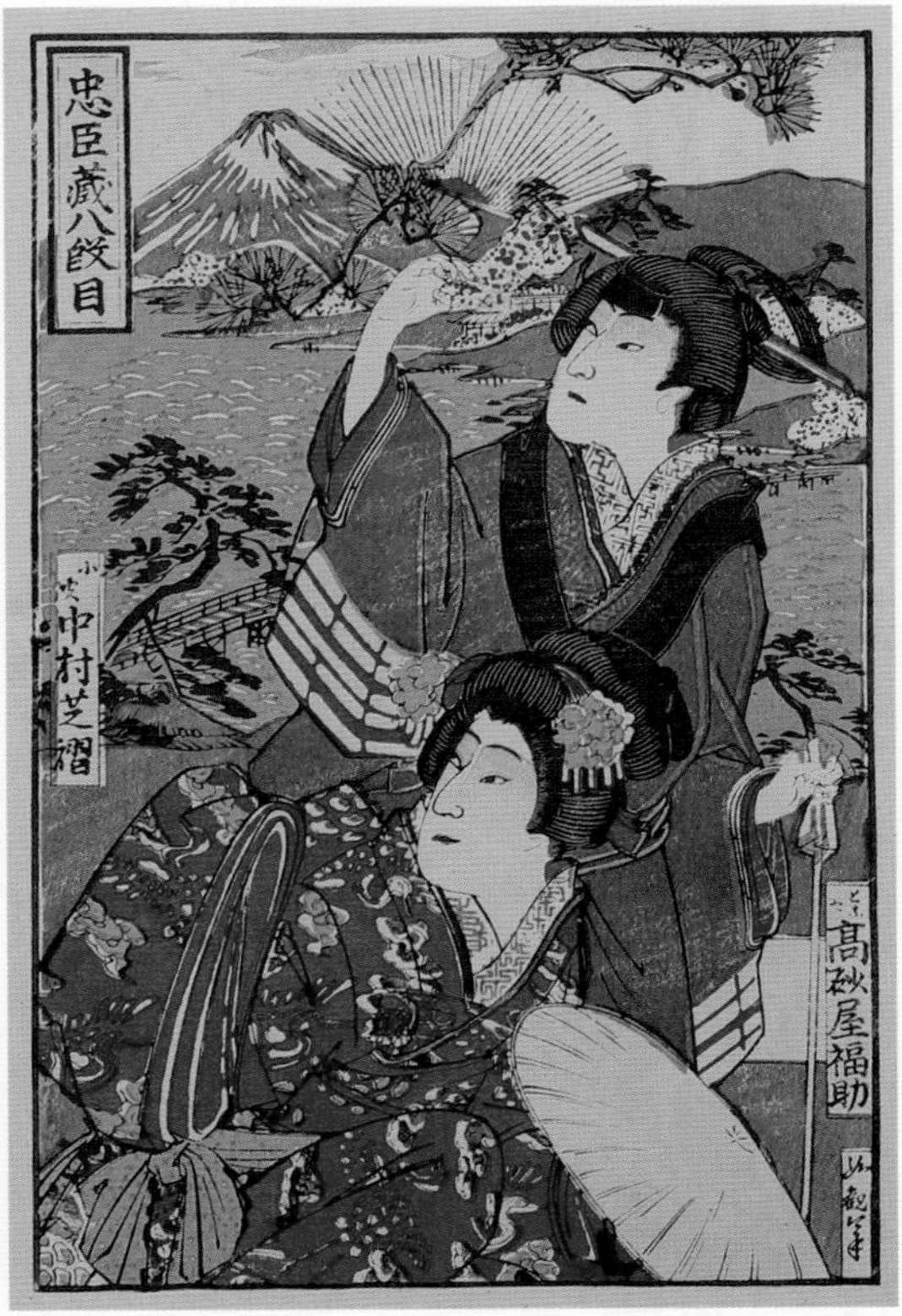

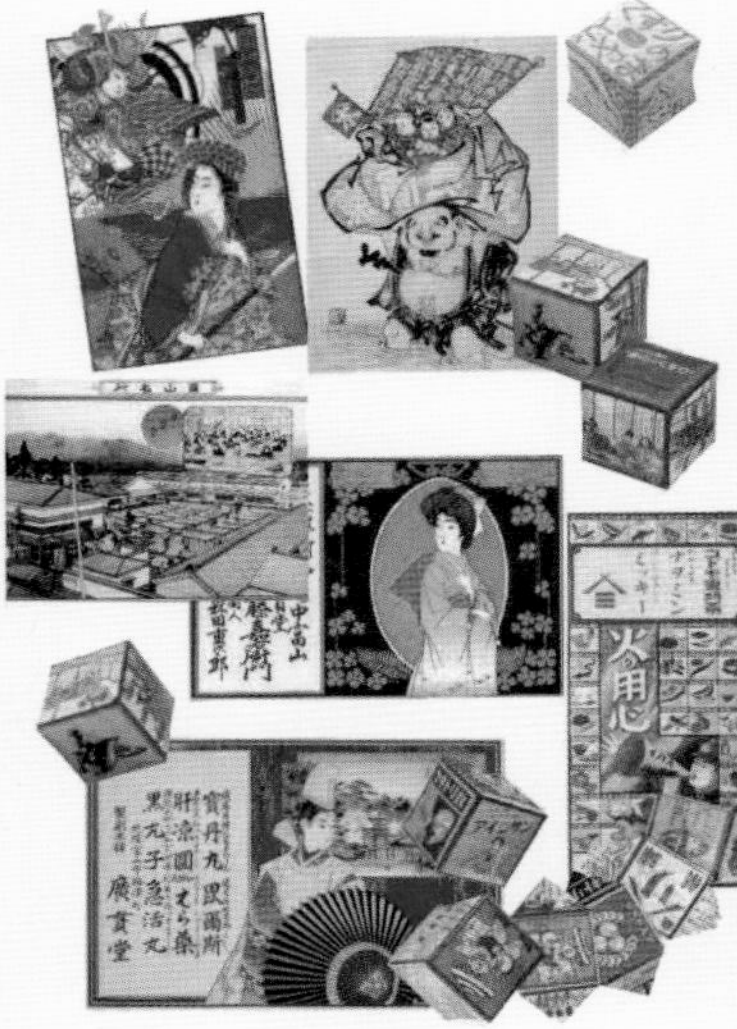

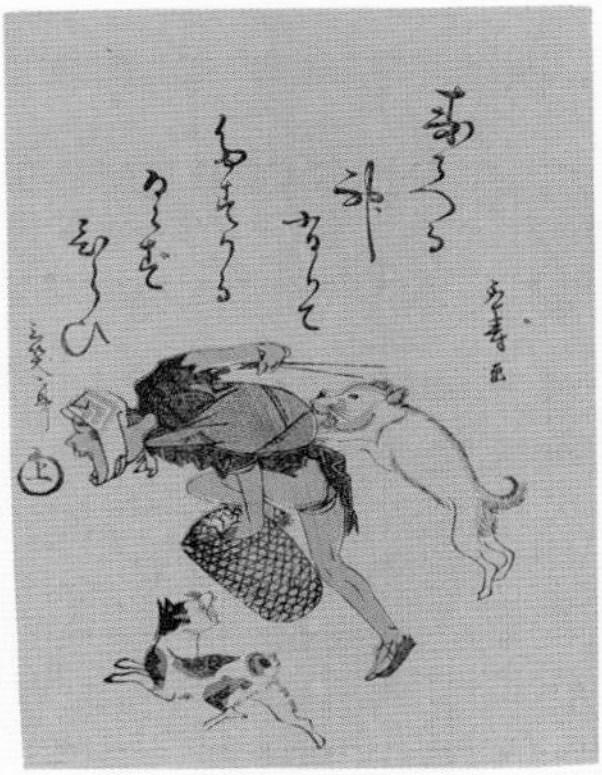

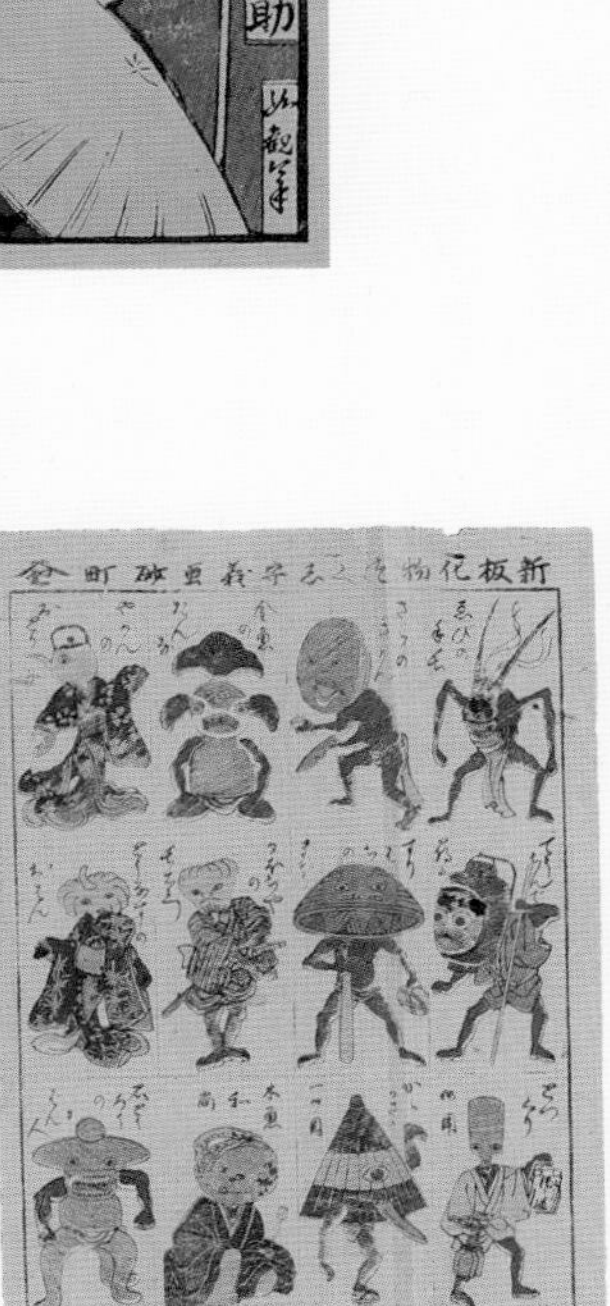

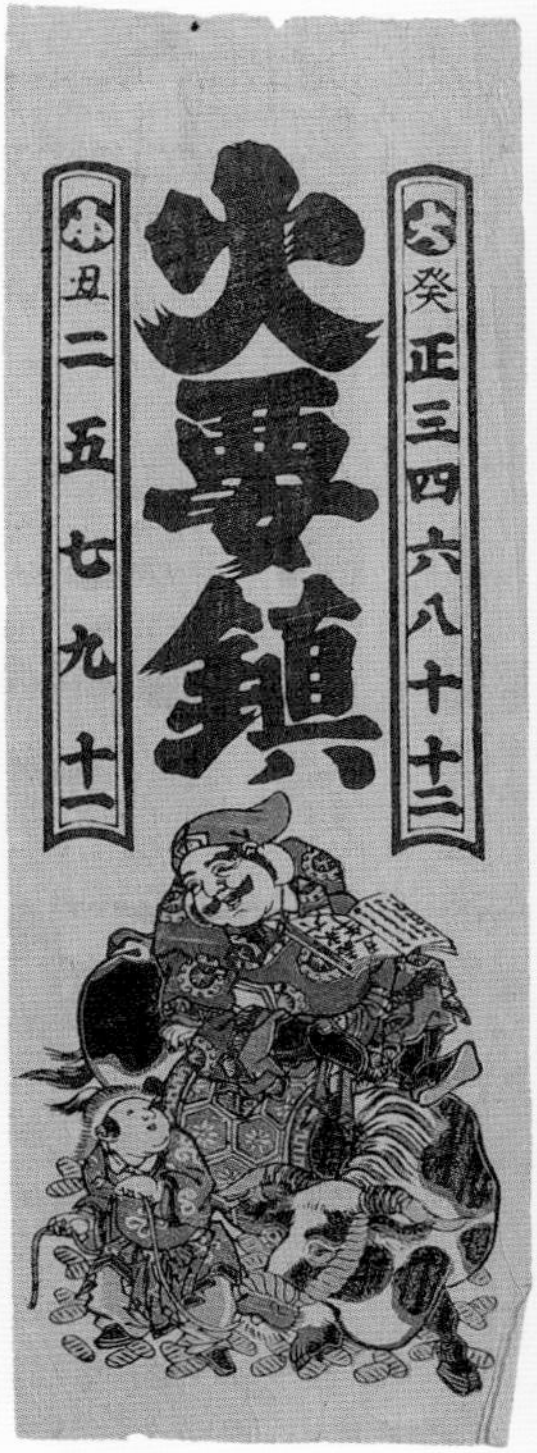

得意先へのおまけとして製作されていた
売薬版画、紙風船
（所蔵：東亜薬品株式会社〈左上〉〈下〉、
株式会社廣貫堂〈右上〉）

中尾　売薬さんが、あそこでああいうものが成功しているという情報を地方へ持って行き、さらに地方のさまざまな情報を富山へ持ち帰り報告する。こうした情報の流れが富山の産業を発展させたわけです。

伊藤　中井さんは売薬版画の魅力に惹《ひ》かれ、版画を蒐《しゅう》集《しゅう》されていますね。

中井　売薬版画を蒐集しようと思い立ったのは、版画の散逸を恐れていたからで、後世に富山を代表する芸術の一端として伝えようという思いがあったからです。売薬版画には文化があります。たとえば、歌舞伎を題材とした版画であれば、描かれている役者が持っている小物に魅力的なものがある。現代に通じるデザイン性にも富んでいます。これらの小物はそれぞれが時代を映す鏡になっています。こうした小物の変遷を見比べていくとその背景にある時代性が感じられ、非常に興味深いものがあるのです。

伊藤　江戸からこんなに離れた富山で版画が脈々と続いていたのはすごいですね。

森　私はおまけの紙風船を集めていました（笑）。この紙風船を手張りでされている人はみな高齢になり、新しい担い手に伝えることがこれからの課題です。

中井　お得意様への最初の進物は売薬版画と言われています。日本のおまけ商法の元祖とも言われ、富山売薬商人の先見性が感じられます。印刷技術の変化により、明治後期から進物には紙風船が活用されるようになりました。富山の売薬がお土産にしているのは四角い紙風船。これがまたいいんですね。丸型に比べてつくりやすく加工しやすいことから、この形になりました。

昆布ロードと薬売り

伊藤　薬売りが情報の流通を担っていたというお話でし

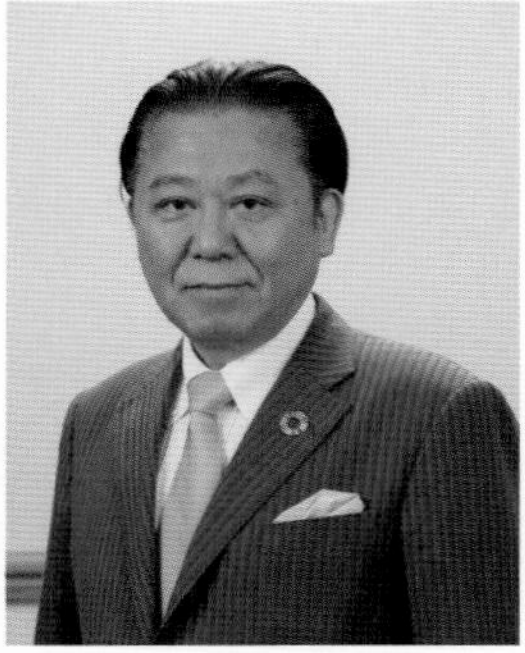

森　雅志（もり・まさし）

富山市長。1952年富山市生まれ。中央大学法学部卒業後、司法書士事務所を開設。1995年富山県議会議員に初当選。県議会議員2期目途中の2002年1月に旧富山市長に就任。2005年4月の市町村合併に伴い、新富山市の市長に就任。2017年4月4選。現在に至る。

たが、のちに「昆布ロード」と呼ばれる全国を結ぶ海路は、実は薬と関係があるそうですね。

中尾　昆布は富山の売薬商人を介して薩摩にもたらされ、薩摩から琉球を経て、中国（清）にまで届けられていました。このルートを「昆布ロード」と呼びます。

伊藤　昆布ロードが薩摩の倒幕資金になったとか。

中尾　幕末の薩摩藩は財政の悪化に苦しんでいました。そこで琉球を介して中国に「抜け荷」と呼ばれる密貿易を始めます。この貢物のひとつが北海道松前藩の良質な昆布でした。この貿易で得た利潤で薩摩は財政の立て直しを図り、倒幕へと向かったわけですが、同時に富山の売薬商人はその見返りとして中国産の薬の原料を得たのです。

森　数年前まで昆布の消費量日本一はここ富山でした。沖縄に行くと昆布料理が数多くあるのも、この昆布ロードの影響でしょう。

中尾　北海道で収穫された昆布は北前船で京都や大阪へ運ばれます。富山は北前船の寄港地でもありました。生産地の北海道、寄港地の富山、消費地である鹿児島、沖縄の各知事を集めてディスカッションをしましたが、楽しかったですね。富山は早くから薬と昆布で貿易をやっていたわけですが、これが富山藩にとって大きな収入源であったわけです。

中井　昆布を持って行って換金します。朝鮮人参でもあったら、何十倍になるかわからない。怖いぐらいの利

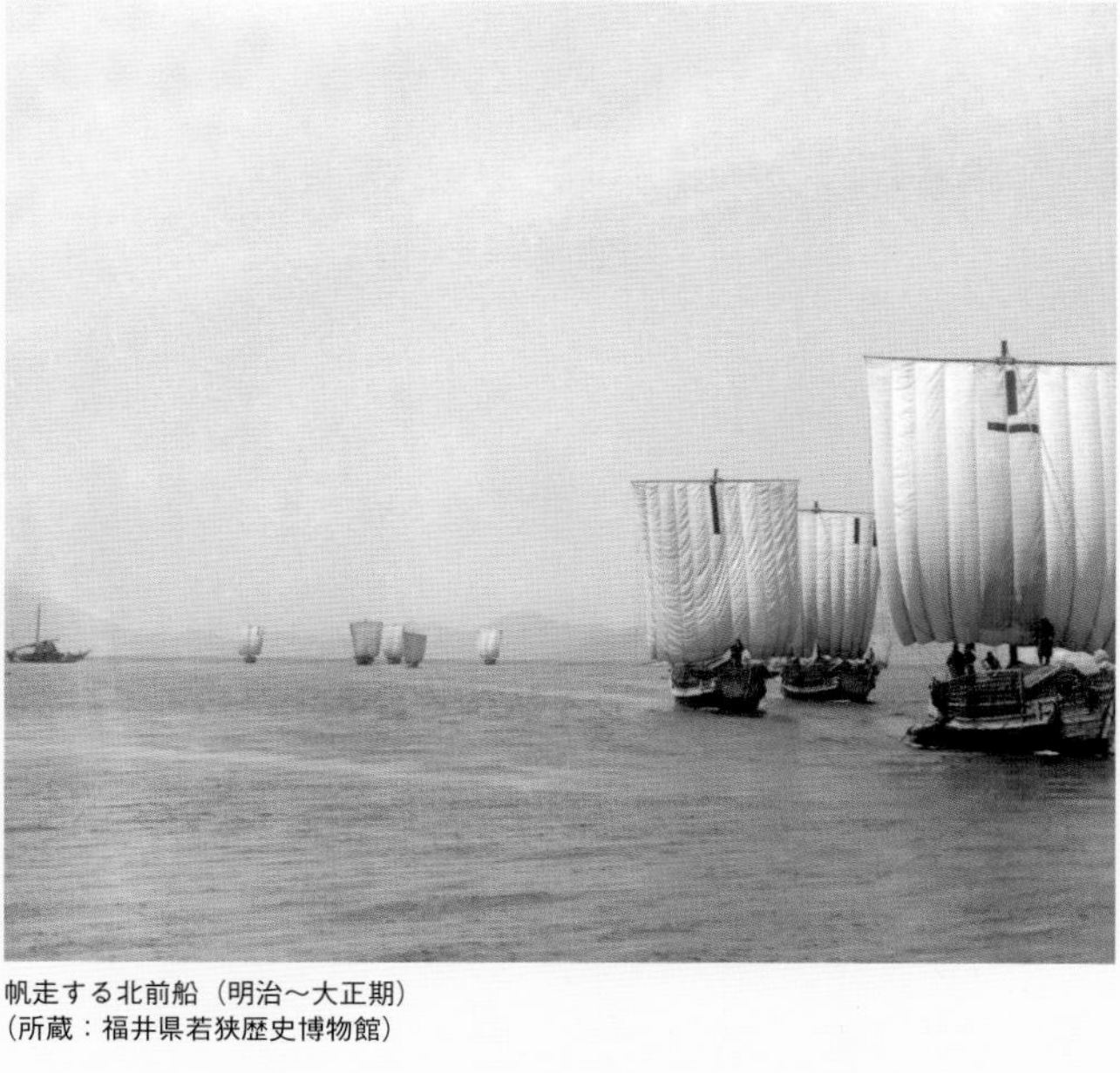

帆走する北前船（明治～大正期）
（所蔵：福井県若狭歴史博物館）

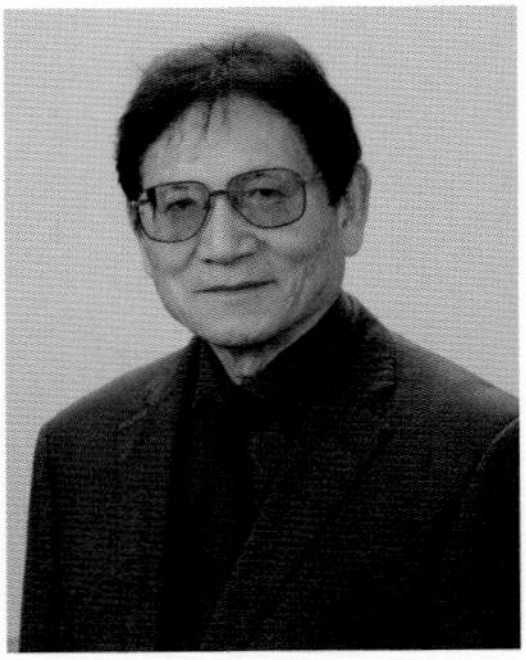

伊藤玄二郎（いとう・げんじろう）

1944年鎌倉生まれ。中央大学法学部卒。エッセイスト。星槎大学教授。関東学院大学教授。早稲田大学客員教授を経て、2014年4月より現職。日本の言葉と文化を軸に様々な国際活動をしている。著書に『風のかたみ』『末座の幸福』ほか。編集・執筆に『シーボルト日本植物図譜』『エヴォラ屏風の世界』など。

益をあげていたそうです。だからこそ、電力や銀行ができるんです。普通の商いであったら電力も銀行もできるわけがない。この財力に明治政府が目をつけて、売薬に対する課税と印紙税をとりました。富山は小さい県ですが、印紙税を払っていたから選挙権を持っている人がたくさんいました。それもこれも全部売薬のおかげです。

森　北前船が運んだものは必ずしも昆布ばかりではありません。たとえば会津の○○では△△の肥料がなくて困っていたといった情報を売薬さんがもたらすと、北前船の船主はどこに何を持っていけばいいかを判断していたそうです。昆布ロードはまさに情報産業なのです。

中尾　全国から情報が集まってきますからね。

森　そのあたりは近江商人と似ているところと似ていないところがありますね。近江商人は財力で仙台や博多に支店を出し、そこで商売が上手くいかないと、支店長を変えるという方法です。置き薬の場合は、個人が情報を集めて富山に集中させ、それを全国規模で活用するんです。情報活用の方法は富山の方が近代的な感じがしますね。

中井　近江商人は天秤《てんびん》棒で財を成すと言いますが、富山の商人は北前船で財を成しています。やはり背負っているものが全然違いますよね。

森　富山の売薬にはくすりを売るハートがありますが近江商人はドライですね。売薬にはこのハートが受け継がれてきました。けれども置き薬は昭和以降に衰退していった。そこは近代化していなかったからだと思います。それが今見直されて、生き返りつつあるんじゃないでしょうか。

中井　売薬さんは薩摩で物を買うと、隣の藩で別の物に変えます。まるでわらしべ長者のように。重い物から軽い物に変えて富山まで帰ったのです。そういう精神がなぜ現代に受け継がれなかったかというのが残念なところです。

中尾　富山の売薬から西武のような大企業は生まれませんでした。しかし、電力会社は東京電力の数分の一の料金で企業誘致ができました。経済圏という直接的なものではないけれど、売薬のお金が電力や銀行を起こし、企業を誘致して産業圏をつくったという意味では、売薬がベースになっているのです。

森　北陸線が伸びるごとに、新しい駅の近くへ工場を誘致して安い電気を送り、近在の次男、三男はそこへ働きに行く。必ずしも売薬さんに小僧としてついて行かなければ食べられないという状況ではなくなりました。産業が振興してくると、逆に置き薬の従事者が少なくなっていくということに繋《つな》がっているのかもしれません。

青柳　タカジアスターゼ、アドレナリンを発明した高峰譲吉は富山出身ですね。あれだけの大発明をしながら、アルミニウムをつくろうとした。学者のくせにと悪口を言われることに嫌気がさしてアメリカに行き、巨万の財を成しました。その後実業家となった高峰のもとへ野口英世が転がり込んできました。野口英世が世界的な細菌学者になれたのは高峰譲吉のおかげなんです。彼は最後に黄熱病で死んでしまいますが、それに対して高峰は、自分の専門である細菌学の研究でその病気にかかって死んでしまうのはダメだと酷評しています。そういう厳しさも持っているんですね。

伊藤　青柳さんはローマ史がご専門ですが、先ほどの昆布ロードと同じようなビジネスモデルは世界にもありますか。

青柳　いろいろありますよ。たとえば、北海から琥珀《こはく》を持ってくるアンバーロードがありますし、遣隋使や遣唐使は経典を持っていることからブックロードと言います。流通と政治というのは結びつきが深いものです。日本にもシュガーロードというものがあります。長崎から大阪、江戸まで来ると、羊羹《ようかん》がとてもおいしい。こうしてみると、いろいろなロードが世界中にあります。「何々ロード」という言葉はその時その時の時代をよく伝えていますよね。

中尾　最近ではノーベルロードも（笑）。富山市から高山市を結ぶ街道沿いに、富山にゆかりのある五人のノーベル賞受賞者、田中耕一さん、利根川進さん、梶田隆章さん、小柴昌俊さん、白川英樹さんが並んでいるんですよ。

中井　単なる偶然でもないのかな（笑）。

伊藤　皆さんのお話から、富山の置き薬は世界にもつながるスケールであることを改めて知りました。

（下巻に続く）

富山市の魅力1

富山のまつり

市内には多種多様な祭りがあります。春には「全日本チンドンコンクール」、「岩瀬曳山祭り」、「日枝神社春季例大祭(山王祭)」があり、夏には「富山まつり」、秋には「おわら風の盆」、冬には「とやまスノーピアード」など、季節を通してイベントが行われています。それらは収穫を祈念するものや、戦災復興から始まったもの、神祭《しんさい》から発展したものなど、起源は様々です。

「全日本チンドンコンクール」は、全国から三十組以上のチンドンマンが集まり、腕前を披露するイベントです。コンクールは、戦時中の富山大空襲により焼けた市街地の復興がほぼ完成した昭和三十年、市民の心に明るさを取り戻し、中心市街地の賑わいを創出することを目的に始まりました。東日本大震災の影響で中止された年はあったものの、毎年開催されており、「チンドン」の音色と人々の歓声で賑わいをみせています。

全国屈指の民謡行事となった「おわら風の盆」は、毎年九月一日から三日間、ぼんぼりが灯る坂の町を舞台に、三味線、胡弓、唄にあわせ、揃いの法被《はっぴ》や浴衣に編み笠をつけた踊り手が、流し歩きます。

その他、行燈《あんどん》をのせた山車《やま》と山車をぶつけ合う「岩瀬曳山祭り」や、前田正甫公の時代から始まったとされる「さんのさん」の愛称で親しまれる「日枝神社春季例大祭」、夏の富山を大いに盛り上げる「富山まつり」など、季節を通したまつりの中に身を置くことで、富山の文化を感じていただきたいと思います。

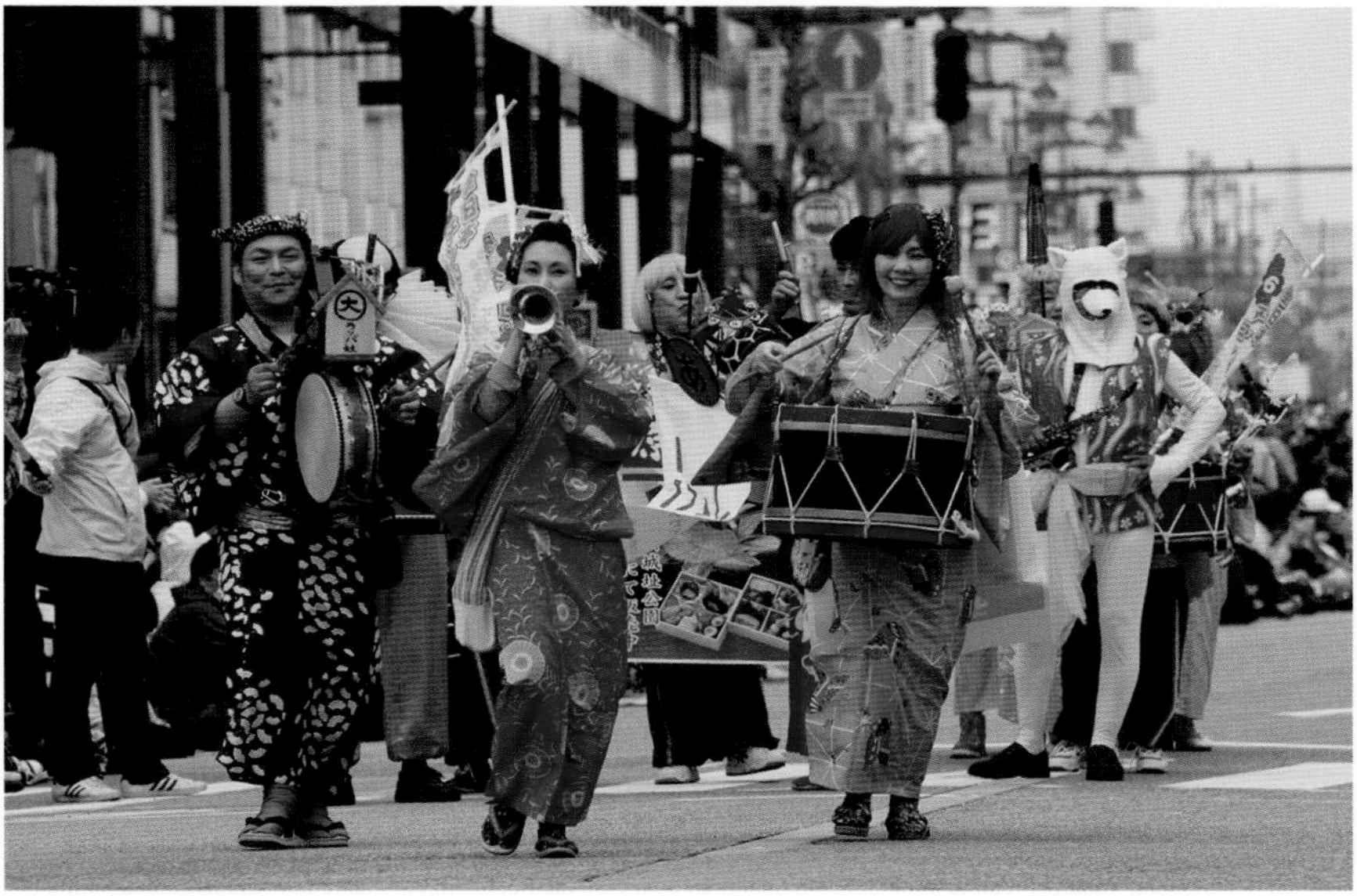

全日本チンドンコンクール
毎年４月上旬の金・土・日曜日、松川沿いの桜が見頃になる時期に行われます。

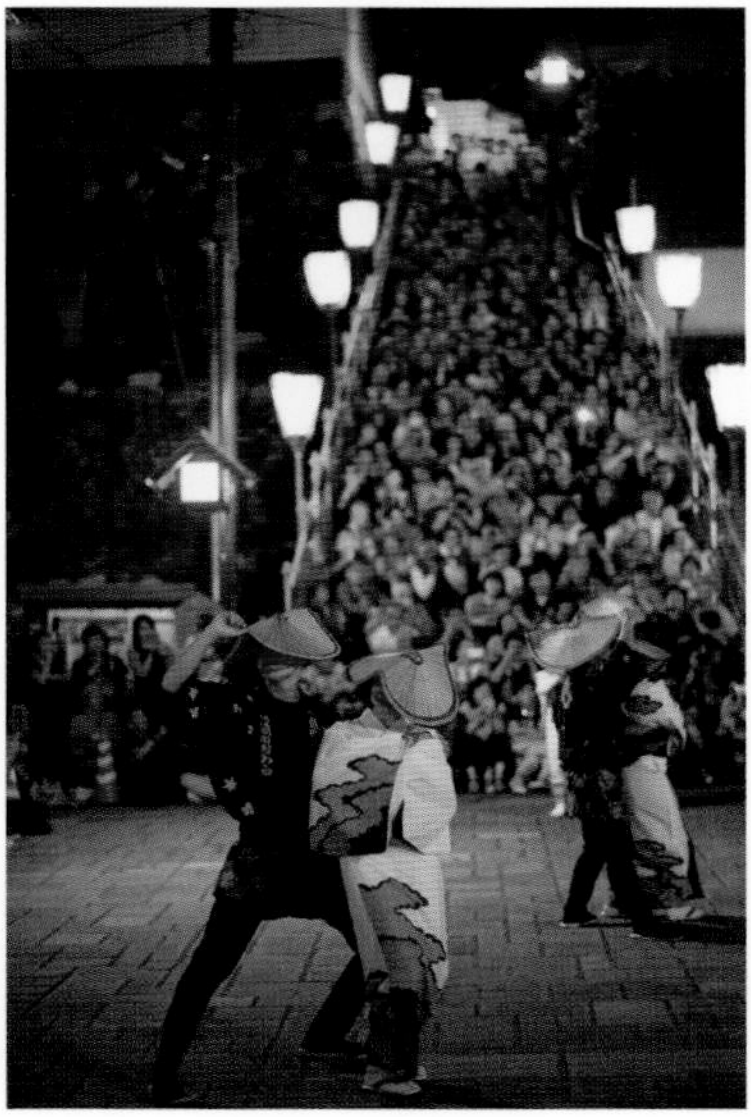

おわら風の盆
毎年９月１日～３日に行われ、令和元年は３日間で延べ 17.5 万人の人出がありました。

峠の安息

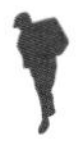

甘糟幸子

昨年、大きな手術をしてから、なぜか昔のことばかり思い出す。昔、体験したことが、今、目の前で起ってでもいるかのように、リアルに目に浮んでくるのだ。

中学一年生の時の家庭訪問だった。担任だった小柄な中年の男の先生が母に聞いている。

「お宅のご親戚か、お知り合いに、富山の薬売りだった方がいらっしゃいますか」

「いえ、まったくございません」

「実は学期の初めにクラス全員に将来の希望、なりたい職業といったアンケートをとるのですが、女子生徒は幼稚園の先生とか、看護婦さんとか、身近なところがほとんどなんですが、お宅の幸子さんだけが〝富山のクスリ売り〟と答えていて、ちょっと気になったものですから、家庭での様子を聞いておきたい、と思いまして」

「ご心配いただいて恐縮でございます。うちでは、しごくのんびりと過ごしております」

と母は笑いをふくんだ声で答えた。

「…あの薬売りは、重い荷物を大きな風呂敷で包んで背負い、村から村へとまわって、かなりきつい仕事と承知しておりましたので、あの年の子供があえてそれを望むのは、どんな状況なのかと…」

隣の部屋で聞き耳を立てていた私は、先生があまりに重々しく話すのに驚いた。まるで家出か、自殺の心配でもしているみたい。

呑気に対応していた母も急に弁解めいた話をしだした。

「あの子は生活のこまごましたことが苦手なところがございますので、私もうっかりとあなたは家庭婦人にはむかないから、職業を持って自分で生きなさい、なんていってしまったことがございました。それに、主人の転勤が多く、あちこちの町に引っ越しました。昔、住んだ町のことをよく憶えていまして、時々なつかしそうに話したりいたしますので、町や村をまわる仕事に結びついたのでしょうか」

そうだった。私は小学校だけでも三度も転校した。生れた沼津の海辺の景色も、三才で移り住んだ東京は上野桜木町での動物園のライオンの鳴き声も、その次にはるばる越していった北九州の田舎町、二日市の温泉街の様子もみな思い出され、いつか旅して訪ねてみたい、と思っていた。でも、くり返し思い描いていたのは、もっと具体的な感覚だった。大きな薬の行李を背負った私は息を切らして峠をのぼっていく。そこから下り坂になるところで、景色が開け、ひと息いれようと荷を下ろす。やわらかな風が吹いてきて、目の前には平和な町が見渡せる。この中にある家々に、「ケロリン」とか、「毒消し」とかいうわかりやすい名前の薬を置き、子供たちにおまけの紙フーセンをあげる、と楽しい想像をしながら、軽くなった肩をなぜていく風の心地よさを味わう。

―年老いた今では、もう、あの重い行李を背負う旅を望むことはないが、峠で荷物をおろして、いっ服する時の軽くなった肩にあたる風の心地良さだけは、今も夢見ることがある。あれこそ、幸せの感触なのだ。

（作家）

富山市の魅力2

富山の方言

今はあまり使用されなくなった「まいどはや（こんにちは）」は、売薬さんが行商先での挨拶で、富山らしさを演出する意味合いも込めて用いられていたといわれています。

「富山きときと空港」の愛称にも使われている「きときと」は、「新鮮で生きのよいさま」を意味する方言となっています。「富山湾ではきときとの魚が獲れる」などのように使われます。

相手の言葉を受けて、軽く否定するニュアンスのある「なーん」はよく聞かれる富山弁の一つです。使い方により、否定から疑問、丁寧さを含むような意味合いにまで変化し、「なーん、つかえんちゃ（別に構わない）」などのように使われます。

ほかにも、「きのどくな（ありがとう）」「ありがたーなる（眠くなる）」など、古くから使われる言葉はたくさんありますので、富山にお越しの際は、旅のついでに好きなフレーズを見つけていただきたいと思います。

蒙御免 富山県方言

東

番付	意味	方言
横綱	ありがとう	きのどくな
大関	ばか	だら
張出大関	またいらっしゃい	また、こられ
関脇	かまわない	つかえん
小結	おごってやる	だいてやる
前頭	ほっとする	あっかりする
前頭	歩き回る	あるいたらく
前頭	北東の風	あいのかぜ
前頭	自由人	みあらくもん
前頭	邪魔になる	じゃまない
前頭	もったいない	あったらもんな
前頭	若々しい	わらびしー
前頭	あの方	あのっさん
前頭	おごってやる	はまってやる
前頭	小皿	てっしゅ
前頭	もらえる	あたる
前頭	壊す	いたまかす
前頭	おどろく	そぼれる
前頭	だるい	だやい

番付	意味	方言
前頭	元気ですか	まめなけ
前頭	しゃらくさい	こわくさい
前頭	やろうよ	せんまい
前頭	おしゃべり	ちゃべ
前頭	塩味が濃い	くどい
前頭	県外生まれの者	たびのもん
前頭	だめだ	だちかん
前頭	骨折 捻挫	あやまち
前頭	びり	げっとくそ
前頭	村の共同墓	まんぞー
前頭	意地悪な	おぞい
前頭	屋敷林	かいにょ
前頭	亡くなる	しもうていく
前頭	昼寝	ひらすま
前頭	保存する	またいする
前頭	夜 今晩	よさる
前頭	僧侶	ごんげはん
前頭	気ぜわしい	しょわしない
前頭	でしゃばる	ばっちゃんこく
前頭	はねつける	さらいつける
前頭	針供養	はりせんぼ
前頭	湧き水	しょーず
前頭	たやすい	かりやすい

番付	意味	方言
同	横になる	なごなる
同	祝儀をだす	はなをうつ
同	まぶしい	まばやしー
同	へそくり	しんがいぜん
同	運命	あたわり
同	地搗き	いしかち
同	仏さま	のんのはん
同	意地悪な	[illegible]
同	うるさい	いじくらしー
同	お駄賃	おてま
同	はた迷惑	[illegible]
同	白い	[illegible]
同	おんぶ	ぼんぼ
同	寄こす	[illegible]
同	恐れてひるむ	おぞむ
同	ごねる	えごふく
同	傾く	かたがる
同	ぶっこわす	かちこわす
同	じっとする	ちんとする
同	風で飛び回る	[illegible]
同	恥ずかしい	[illegible]
同	叱る	[illegible]
同	いやらしい	うざくらしー
同	具合・都合	あんばい
同	粗雑な	おーどな
同	わや気が強い	きっつい
同	たくさん	でかいと

番付	意味	方言
同	味がまずい	あじない
同	じれったい	[illegible]
同	お宅	うちかた
同	分家	[illegible]
同	凍雪面を歩く	そらにのる
同	足を踏みこむ	がぼる
同	手足がほてる	いきる
同	重たい	おぶたい
同	そちらへ行く	くる
同	計算	さんにょ
同	恥さらし	ごーさらし
同	破れる	やらける
同	仏飯	おぼくさん
同	お通夜	よとぎ
同	ふざける	あじゃける
同	丸飲み	ごっとのみ
同	湿っぽい	[illegible]
同	一気に	[illegible]
同	[illegible]	[illegible]
同	[illegible]	[illegible]
同	包丁	[illegible]
同	くすぐったい	こちょがしー
同	いらっしゃる	おらす
同	じゃんけん	[illegible]
同	物が在る	おる
同	[illegible]	ごまんさん
同	頭脳	[illegible]
同	かかと	けべす
同	お尻	げす
同	自動車	ちんちんぼんぼ

番付	意味	方言
同	千本格子	さまのこ
同	おまえ	[illegible]
同	かきまわす	[illegible]
同	返却する	かやす
同	[illegible]	[illegible]
同	一個	[illegible]
同	本結び	からむすび
同	背負う	[illegible]
同	昨晩	ゆんべ
同	蓑	ばんどり
同	勇ましい	[illegible]
同	仏さま	[illegible]
同	ごますり	[illegible]
同	暑苦しい	[illegible]
同	やわらかい	[illegible]
同	上座	[illegible]
同	美人だ	[illegible]
同	追い出す	ぼいだす
同	急いで	せいだいて
同	[illegible]	[illegible]
同	[illegible]	[illegible]
同	丸める	まるける
同	[illegible]	えんなか
同	子供が騒ぐ	[illegible]
同	騒がしい	[illegible]
同	そっぽむく	[illegible]
同	口答え	[illegible]
同	気後れする	[illegible]
同	打つ・搗く	かつ
同	動かす	[illegible]
同	長い	ながちょろい
同	平べったい	べちゃらこい

番付	意味	方言
同	[illegible]	[illegible]
同	壊れる	[illegible]
同	計画する	[illegible]
同	[illegible]	[illegible]
同	晴れ着	[illegible]
同	菩提寺	[illegible]
同	蝋燭代	[illegible]
同	当て外れ	あごてんくら
同	当てにする	[illegible]
同	応対する	[illegible]
同	数を減らす	[illegible]
同	塗りつける	[illegible]
同	抱く	うだく
同	[illegible]	[illegible]
同	衰える	[illegible]
同	あべこべ	[illegible]
同	集まる	[illegible]
同	こわばる	[illegible]
同	配る	[illegible]
同	花が咲く	[illegible]
同	水気を切る	[illegible]
同	[illegible]	[illegible]
同	後かたづけ	[illegible]
同	[illegible]	[illegible]
同	嫌らしい	[illegible]
同	けばけばしい	[illegible]
同	みすぼらしい	[illegible]
同	消防車	[illegible]
同	駄菓子屋	んまいもんや
同	めんこ	ぱっちん
同	和紙	きがみ
同	空き缶	がんがん
同	[illegible]	[illegible]

西

番付	意味	方言
横綱	生き生き	きときと
大関	こんにちは	まいどはや
張出大関	かわいそう	いとしい
関脇	手伝い	こーりゃく
小結	紛失する	うしなかす
前頭	眠くなる	ありがたーなる
前頭	正座する	おちんちんかく
前頭	初冬払暁の雷鳴	ぶりおこし
前頭	お利口さん	かたいもん
前頭	大丈夫	じゃまない
前頭	賢い	はしかい
前頭	老けて見える	ひねくらしー
前頭	お前	あんにゃ
前頭	うらやましい	けなるい
前頭	年上の子	たかのこ
前頭	さわる	あたる
前頭	弁償する	ばんばいする
前頭	おどろく	いきそる
前頭	つらい	うい

番付	意味	方言
前頭	元気ですか	そくさいけ
前頭	不格好	ざごつけない
前頭	しないよ	せんまい
前頭	おせっかい	ちゃべ
前頭	大事な	たいせつない
前頭	味付けが濃い	[illegible]
前頭	世話をする	ばっかいする
前頭	気絶する	[illegible]
前頭	つまらない	あいそんない
前頭	労力交換	ゆい
前頭	排水路の清掃	えざらい
前頭	石ころ	いしな
前頭	側溝	えめぞ
前頭	つけていく	つんだっていく
前頭	始末する	またいする
前頭	今晩	こんにゃ
前頭	尼僧	あんじゅはん
前頭	子をあやす	ちょろがす
前頭	溺れる	[illegible]
前頭	醜い	めったくさい
前頭	嫁の里帰り	ちょはい
前頭	警察官	じんだはん
前頭	両替する	ぜんをこわす

番付	意味	方言
同	正座	おつくわい
同	評判の	やかまっしー
同	みごとな	うまそい
同	もどかしい	はがやしー
同	律儀で頑固者	いちがいもん
同	一か八か	やったかみたか
同	のぼせた者	ずこいきり
同	死ぬ	[illegible]
同	ひもじい	ひだるい
同	仕事が捗る	はかいく
同	へっちゃら	[illegible]
同	くじ引き	[illegible]
同	ものもらい	めもらい
同	動く	いのく
同	やめる	おく
同	熱して割れる	[illegible]
同	競り合う	[illegible]
同	座る	ねまる
同	捨てる	ほっかる
同	報恩講	ほんこさま
同	[illegible]	[illegible]
同	良いぐあい	[illegible]
同	いかがわしい	[illegible]
同	惜しい	おとましー
同	体が丈夫	きっつい
同	つらら	[illegible]
同	お化け	[illegible]

番付	意味	方言
同	痛痒い	はしかい
同	数える	[illegible]
同	あの世	[illegible]
同	親類	いっけ
同	凍みた雪	[illegible]
同	足を踏みこむ	ごぼる
同	すえた臭い	ねぐさい
同	のぼせる	[illegible]
同	怒る	[illegible]
同	到達する	[illegible]
同	病気だ	[illegible]
同	殴り倒す	[illegible]
同	熱して色づく	いかむ
同	媒酌人	なこど
同	形見分け	しょーわけ
同	ふざける	ひょーける
同	人見知り	[illegible]
同	息苦しい	てきない
同	急かせる	せたげる
同	捕まる	[illegible]
同	捕らえる	[illegible]
同	笊	そーけ
同	くすぐったい	[illegible]
同	いらっしゃる	おいでる
同	じゃんけん	[illegible]
同	居る	おる
同	途方もない	やくちゃもない
同	[illegible]	おわたまし
同	屋外	かいど
同	恐妻家	かかにょらい

番付	意味	方言
同	急須	きびしょ
同	なにげなく	なんそげに
同	見ぐるしい	[illegible]
同	ひっくり返す	かやす
同	なんでも在る	ないもんなし
同	気の利いた	りくつな
同	ぶつけあい	[illegible]
同	探す	さがねる
同	昨日	きんにょ
同	どろぼう	のすと
同	ばからしい	だらくさい
同	釣銭を渡す	[illegible]
同	手に負えない	てなわん
同	暖かい	[illegible]
同	ふざける	そばえる
同	川の上流	[illegible]
同	温和な	[illegible]
同	似合う	[illegible]
同	手を焼く	[illegible]
同	かわいそう	[illegible]
同	美しい	[illegible]
同	花嫁が飲む水	あわせみず
同	流水溝	[illegible]
同	板が干反る	[illegible]
同	五分五分	[illegible]
同	そっぽむく	[illegible]
同	捻挫する	[illegible]
同	諸費用	[illegible]
同	ぶつかる	[illegible]
同	水に浸す	[illegible]
同	短い	[illegible]
同	でこぼこ	だんこちんこ

番付	意味	方言
同	いいかげん	あじゃあじゃ
同	しまりのない	あわあわ
同	[illegible]	あべあべ
同	腹の不快感	えごえご
同	おどおど	おこおこ
同	だぶだぶ	がわがわ
同	しっかり	がしがし
同	ぐしゃぐしゃ	かじゃかじゃ
同	目いっぱい	かんかん
同	万全なこと	かんかん
同	[illegible]	きさきさ
同	きょろきょろ	けどけど
同	ほかほか	ことこと
同	ほくほく	こぼこぼ
同	ぴかぴか	しかしか
同	ちくちく	しかしか
同	ひたひた	[illegible]
同	なよなよ	しなしな
同	死にそう	しんしん
同	[illegible]	すどすど
同	だぶだぶ	だわだわ
同	すばやく	ちゃかちゃか
同	めちゃくちゃ	ちゃがちゃが
同	すべすべ	つべつべ
同	こじんまり	つまつま
同	ちぐはぐ	てれこてれこ
同	びしょ濡れ	ぞくぞく
同	ぬかるむさま	どぼどぼ
同	実力伯仲	はったはった
同	太鼓判	ばんばん
同	ふにゃふにゃ	へごへご
同	性急な	やちやち
同	ゆっくり	やわやわ

得意技

方言	意味
…ちゃ	確認・念押し・詠嘆などの意を表す「どうにもならんチャ」「そうやチャ」「よかったチャー」
なーん	相手のことばを受けて軽く否定し「なにいや いいえ」などを表す「お茶飲むっ？」「ナーン、いいチャ」
…れ …られ	尊敬の助動詞を親愛や優しさの表現として使う「休ましませ」「気ぃつけラレ」「また来ラレ」
…まいけ	勧誘・依頼の意を表す「マイ」に問いかけの「ケ」を添え優しく誘いかける「行かんマイケ（行こうよ）」
…が（呉西弁）	助詞「…のに」に当たる ①終助詞として「よ」をともなうと強意・詠嘆・念押しなどを表す ②準体助詞として ③「に」をともない意外・不服の気持ちを表すなどの用法がある

呼び出し

意味	方言
兄・長男	あんま
姉・長男の嫁	あねま
弟・二男以下の子	おっじゃ
妹・二女以下の子	おーわ
女房・家内	じゃーま
おかみさん	おかっつぁま
良家の娘	たーた
寺や商家の娘	じょろはん

越中食彩

意味	方言
赤飯	あかまま
黒豆のこわめし	みたま
おにぎり	やきめし
雑炊 お粥	ぞろ
白い丸餅	おけそく
粳米入りの餅	ごんだ
おはぎ	かいもち
〃	はんごろし
かまぼこ	はべん
〃	くずし
すり身	[illegible]
いかの塩辛	くろづくり
[illegible]	こつけ
たらこ	もみじこ
鰯の糠漬け	こんかいわし
蕪の熟れ鮨	かぶらずし
鱒の早鮨	ますのすし
寒天料理	べっこー
〃	えびす
ごま／みそ和え	よごし
こんにゃく田楽	あんばやし
[illegible]	[illegible]
〃	[illegible]
山菜・根菜の汁煮	いとこに
熟柿	[illegible]
とうもろこし	[illegible]
きのこ	こけ
豆腐	[illegible]

富山湾魚介

意味	方言
ぶり（三歳魚）	がんど
〃（一歳魚）	ふくらぎ
〃（幼魚）	つばいそ
〃	こずくら
ほたるいか	まついか
〃	こいか
しらえび	しろえび
あまだい	ぐじ
あかむつ	[illegible]
いしだい	しまだい
いしなぎ	[illegible]
したびらめ	[illegible]
うるめいわし	どんぼいわし
かじき	さす
うまづらはぎ	ばくちこき
かわはぎ	こうもりだい
かんぱち	[illegible]
くろざこえび	がすえび
げんげ	げんげぇぼ
しゅもくざめ	かせばん
すけとうだら	きじだら
たちうお	たっちょ
にぎす	みぎす
ひめじ	おきのじょろー
ほっこくあかえび	あまえび
まぐろ	しび
まとうだい	くるまだい
めばる	はちめ

平成十八年五月発表　越中方言番付

編集　簑島良二　富山大学人文学部

監修　中井精一

不許複製

勧進元　公益社団法人　富山県観光連盟　富山市新総曲輪一番七号　電話〇七六・四四一・七七二二

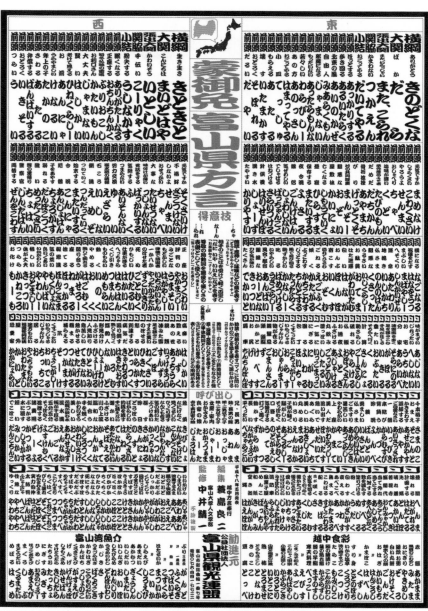

「富山県方言番付表」編集：簑島良二、監修：中井精一、提供：（公社）とやま観光推進機構

若き日をたどって

森　雅志

売薬の中で薩摩を担当していた者たちを薩摩組と呼んでいたそうだ。配置薬の仕事はどこの地を担当していようが苦労の多いものだったと思うけれど、薩摩組は他の者たちよりも苦労が多かったとされている。薩摩藩が非常に閉鎖的だったからである。密かに琉球国を属国化し、琉球を通して唐土とも密貿易をしていたのだから、他の藩の行商人を領内に入れることには慎重にならざるを得ないという事情があったからであろう。そんな中で薩摩組は少しずつ顧客を獲得していったのだった。それでも何度も営業の差し止め処分を受けている。そんな折には北前船が蝦夷地で仕入れた大量の昆布を献上するなどして信用の構築に繋げていったとされている。やがて富山と薩摩との関係は密接なものとなり、蝦夷地、富山、薩摩、そして琉球までの昆布ロードが作られていったのであった。

　薩摩組の営業は維新後にも発展し、鹿児島県は富山の配置薬にとって大きなマーケットとなったのである。僕の父は高等小学校を卒業すると農業に従事しながら、農閑期には鹿児島に配置に出向く親方の小僧として働いていた。15歳から18歳にかけて鹿児島に通い、翌年に召集されている。父にとってはこの4年間が初めて外の世界に連なる青春時代だったのである。今は96歳になる父だが、12年前の84歳の時に鹿児島に一人で出かけたことがあった。親方について初めて出立した日の記憶に始まり、4年間の出来事や出会い、異郷の風景や方言、そういったことをもう一度自分の目と身体で感じてみたいと突然に思い立ったのであった。人は思い出を糧にして生きるものだと思う。ましてや人生の円熟期を迎えた父にとって若き日の自分を再発見してみたいという思いは大きいものだったに違いない。

全行程を鉄道で移動することとし、現地で宿を探すと言って出かけたのだが、帰宅後の報告ではレンタカーを借りて大隅半島の付け根のあたりや桜島を走り回ってきたと言って家族を驚かせた。最初は町並みや道路が変わっていて戸惑ったようだが、かつて訪問していた家を何軒も訪ねることができ、当時のことを記憶している人にも出会えたと語ってくれた。若き日の記憶をたどるという父の旅は良い旅だったのだなと思わされた。

本稿を書くにあたり12年前の旅について改めて尋ねると目を輝かせて思い出を語ってくれた。鹿児島駅から乗車した列車の中で高校生たちに旅の目的を告げると、一人の女子高生が国分駅前のビジネスホテルやレンタカー店まで同行してくれたと嬉しそうに話した。富山から一人で訪れた老人に鹿児島の高校生が示してくれたやさしさに感謝の思いでいっぱいになる。80年前の父もかの地の人達の親切に支えられながら行李を担いで歩いていたに違いない。有り難いことだったと思う。

96歳の父が今後旅に出ることはあるまいが、若き日の記憶をたどった12年前の旅の思い出を反芻することは何度もあるに違いない。さらには80年前の小僧時代の売薬姿を思い出していることもあるだろう。父にとって配置薬の記憶は深い。過日話した際にも「福山」とか「牛根」だとか、いくつもの集落の名前が語られた。訪ねていった家の苗字や屋号も忘れていない。そのうえで鹿児島弁まで飛び出した。恐るべし！配置薬の記憶。

（富山市長）

富山市の魅力3

伝統工芸

富山市を代表する伝統工芸品として、「越中和紙」(国指定伝統的工芸品)、「富山木象嵌《もくぞうがん》」「とやま土人形」(富山県伝統工芸品)があります。

「越中和紙」の一つ「八尾《やつお》和紙」は、富山売薬と関連し発展しましたが、現在ではその特徴である丈夫さを生かしながら、鮮やかな色を施《ほどこ》したおしゃれな小物などが人気を集め、伝統的な技法を引き継ぎながら時代に合わせた文化を育んでいます。

「富山木象嵌」は、朴木《ほうのき》、黒檀《こくたん》など数十種類の様々な天然木から、杢目《もくめ》、色合いを厳選し、それらの板材を活かし、異種の木を嵌《は》め込み、色の違いから絵を浮かび上がらせる技法が用いられています。富山では、明治四十年頃から広まったとされています。最近では額装の作品のほかに、日常で使える商品の開発もされています。

「とやま土人形」は、粘土を型に入れ八〇〇度で素焼きしたのち絵具で彩色を施された人形で、信仰にまつわるものや縁起物、魔除けとして親しまれています。富山藩主前田利保公(十代目)に招かれた尾張の陶工が献上したのが始まりとされています。伝統的な作品のほかに、毎年、新作が発売される干支の人形も人気です。

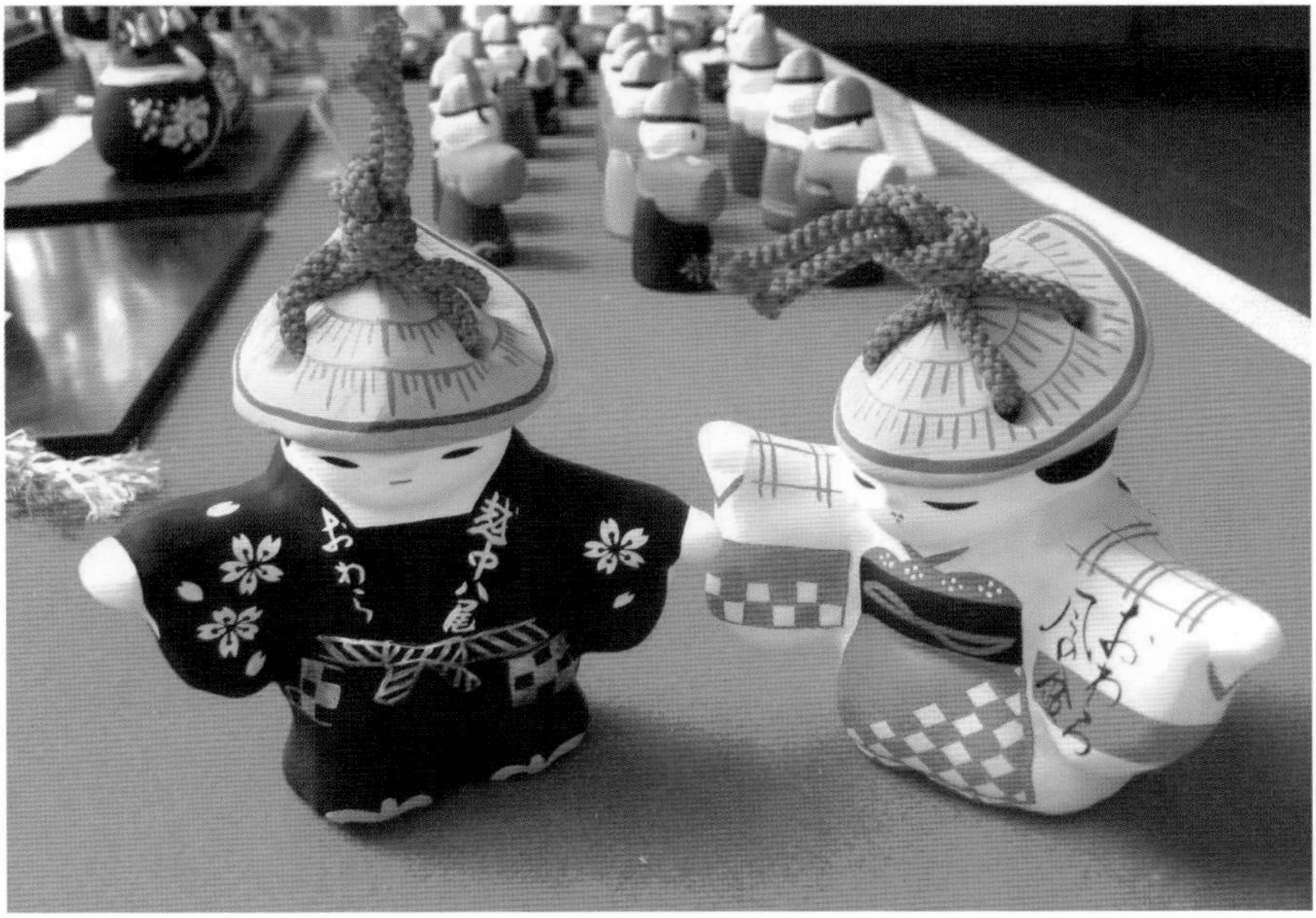

とやま土人形
「越中八尾おわら人形」
（提供：とやま土人形工房）

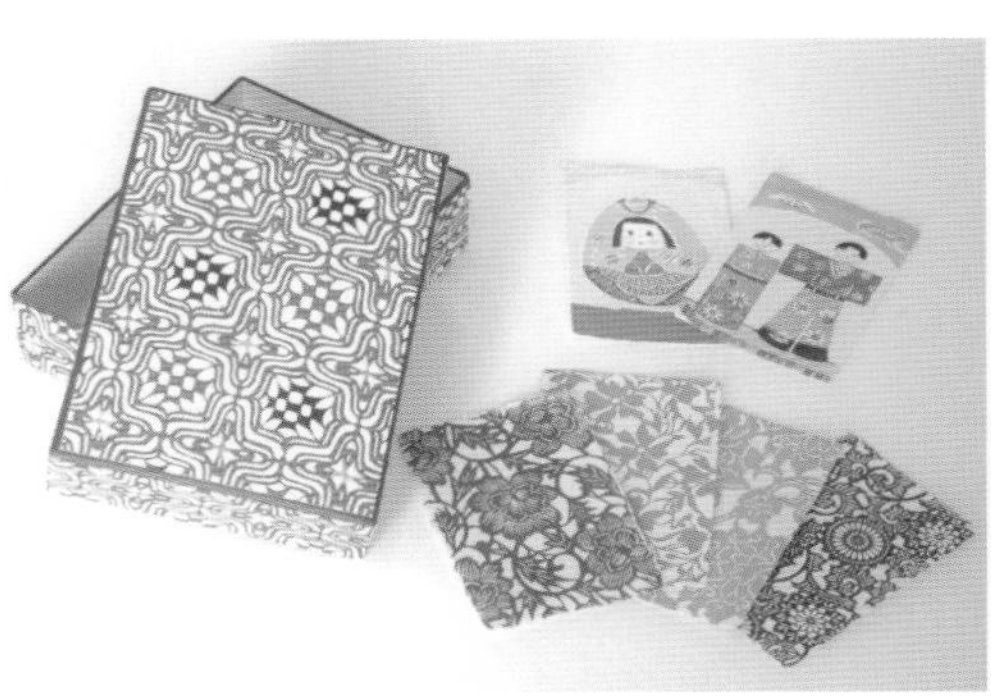

越中和紙
ハガキ・文庫箱など
（提供：有限会社桂樹舎）

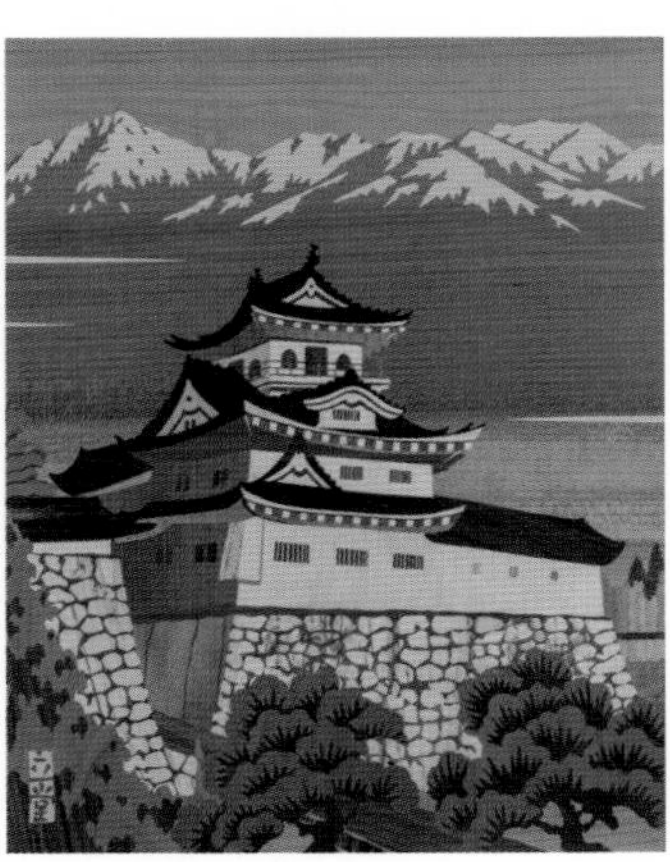

富山木象嵌
「富山城」朴木立堂作

富山の置き薬—日本的便利さ、効率性の原点

藤崎一郎

六十年前小学校の頃、キレイな箱入りの富山の置き薬が目黒の家にあったように思う。母から話を聞いたようにも思う。しかしたずねたら私より記憶力のいい姉も妹も憶えていないという。だからそのことを書くのは控える。

私は富山の置き薬というのは日本的便利さ、効率的なシステムの極致だと思う。家庭に常備薬を置くのは当然だ。欧米の家庭でも同じことだろう。ノーマン・ロックウェルという米人画家がいる。心温まる古きよき時代のアメリカの家庭を多く描いた。食卓の七面鳥を取り分ける絵が有名だ。彼の作品におばあさんが男の子にシロップ薬をおさじで呑ませているものがある。後ろの棚には何本もの薬ビンらしきものが並んでいる。アメリカでも家庭常備薬があったのだと分かる。

ではなぜ日本的システムというか。補充と宅配という現代日本が誇る二つの発想の原点だからだ。

富山の置き薬は使った分だけ払い、補充する。この必要な分だけ保持し足りない分は外から補充するというのは、まさに世界に名だたるトヨタのジャストインタイムと同じ発想ではないか。不要なものを沢山持たずに済むという発想である。薬の場合、大瓶を買っても実際の使用率は低い。使わず結局捨てるものが多い。随時補充すれば無駄が少ない。

また今の日本の便利の特長は宅配便である。長い外国暮らしから帰ってなんともありがたい。日にちだけでなく宅送時間まで指定できる。欧米であれば「いつ着きますか?」「はっきり言えるわけはないですよ。おそらく一週間以内には着くでしょう。」が普通のやりとりである。日にちを指定した上二時間刻みで何時から何時の時間帯なんて言えない。薬を家にもって来てくれるというのはまさに宅配便サービスの発想の原点である。団地等に駐車している産地直送の野菜を満載した軽トラックもそうだ。

アメリカは車社会であり、これを前提に便利さの象徴としてドライブスルーのハンバーガーショップが出来たり車から鑑賞する映画劇場が出来たりした。日本の場合、城はあくまで家庭だ。家にいながらにしてできるだけ便利な生活をしたいという欲求から行商人ができた。近江商人は呉服や薬、食品などいろいろなものを運び、富山の行商人は薬売りに特化した。額に汗して荷物を持って歩き回り、なくてはならない歯車になり、人間関係を構築して社会の潤滑油にもなった。

働き方改革が流行である。宅配便についても過剰サービス、ブラックの象徴とメディアは批判する。もちろん効率化するのはいい。でも騙されてはならない。かつて日本がジャパン株式会社と言われたり総理がトランジスタのセールスマンと揶揄されたりした時代があった。これらを真に受けて日本が一生懸命に官民分離を図っているうちにアメリカ大統領は企業代表を引き連れて外遊するようになった。日本人働き過ぎ論やゆとり教育についても似たようなにおいを感じる。欧米でも皆が皆のんびり勉強したりゆったり働いたりしているわけではない。トッププレベルの競争は厳しい。オマエ働き過ぎだよと外国に言われるのは、小学校時代みな前夜のテレビや野球の話ばかりしてガリ勉を非難したようなものだ。バカをみて日本の社会のいいところを失わないようにしたい。すなわち安全さ、確実さ、清潔さ、規律、礼節(頭文字アカセキレイ)と便利さを大事にしていきたい。富山の薬売りが荷物をしょって長い道のりを歩く姿を思い浮かべながら。

(元駐米大使)

富山市の魅力４

「ガラスの街とやま」と「富山市ガラス美術館」

富山市では、ガラスをテーマとした様々な取り組みを行っていますが、実は三〇〇年以上の伝統を受け継ぐ富山の売薬に由来しています。明治・大正期に、富山駅周辺を中心にガラスの薬瓶製造が盛んに行われていたことが背景にあります。

具体的な取り組みとしては、平成三年にガラスアート専門の教育機関「富山ガラス造形研究所」を、平成六年には作家の活動拠点施設「富山ガラス工房」を整備し、平成二十七年には「ガラスの街とやま」の集大成として、「富山市ガラス美術館」を開館し、世界有数の現代ガラス芸術の拠点施設として、様々な美術表現を紹介しています。

ガラス美術館が入居する複合施設「ＴＯＹＡＭＡキラリ」は、建築家の隈研吾氏が設計を手掛け、外観は、御影石《みかげいし》・ガラス・アルミの三種類の異なる素材を組み合わせた表情豊かな立山連峰を彷彿《ほうふつ》とさせるデザインで、内観は富山県産材のルーバー（羽板）を活用した温もりある開放的な空間となっています。

国内外の様々な現代ガラス作品の展示はもちろん、建物内には図書館、カフェ、ミュージアムショップも併設されていますので、是非お気軽にお越しください。

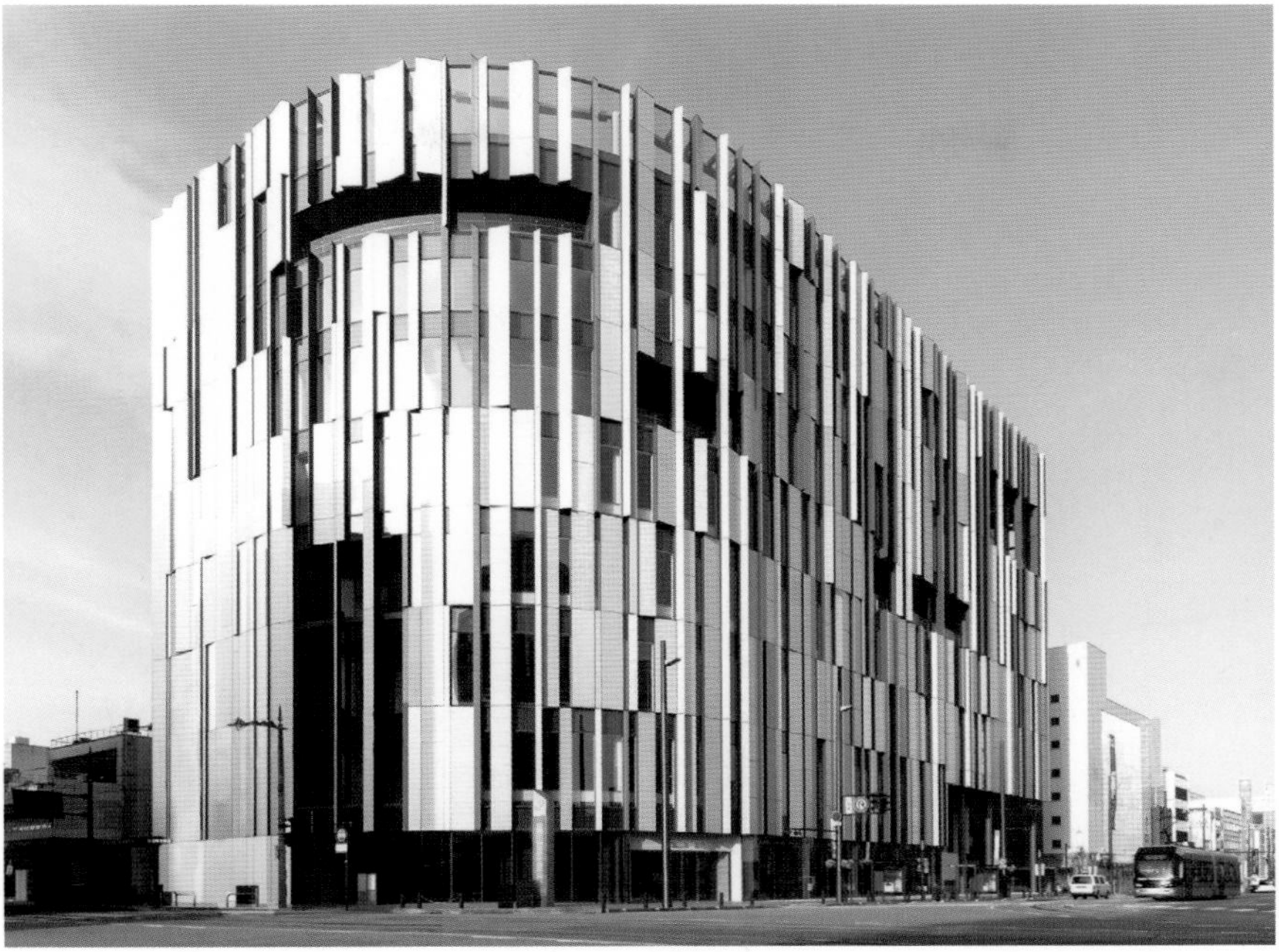

外観
ガラス美術館が入居する「TOYAMA キラリ」は、立山連峰を彷彿とさせるデザインです。

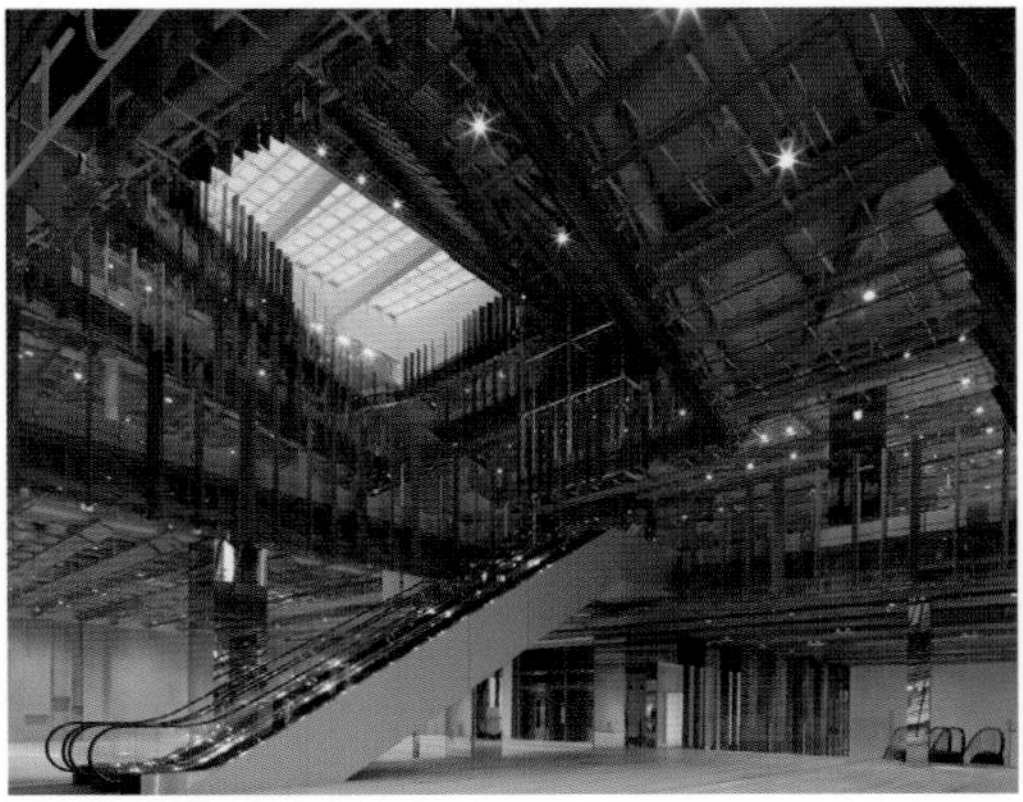

「TOYAMA キラリ」内観
県産スギ材に囲まれた温もりのある空間です。

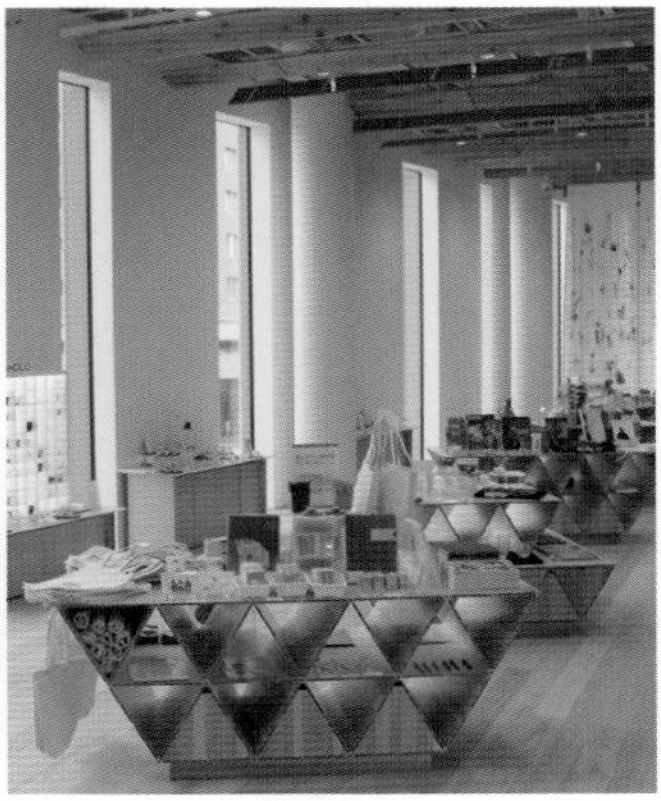

「ミュージアムショップ」
「TOYAMA キラリ」のオリジナルグッズや富山のお土産などを販売しています。

とやま置き薬口上

立川志の輔

さあさあ御用とお急ぎでないお方は
ゆっくりと読んでくだはれ見てくだはれ

我が故郷は　山良し海良し人も良し
名所名物かずかずあれど　さあて　お立会い
薬の本場は越中富山　日本一の売薬さん
恋の病も治すとか　明るくまじめで健脚で
話し上手で聞き上手　日本全国津々浦々
行李を背負って先用後利　人様信じて

お薬ファースト　御代は次来て頂くの
おうちにいつでも薬がある　健康安心置き薬
ケロリン熊の胆反魂丹　富山が生んだ宝物
富山生まれのこの私　売薬さんを見習って
落語の笑いを全国に　コツコツ届けて西東
ひょっとして　私の中にも少しでも　売薬さんと
同じ気が流れていたなら　うれしやな
「まいどはや　そくさいやったけ　なによりや」
懐かしき　玄関先での売薬さんの明るい声
江戸から続く伝統文化　富山自慢の薬売り
これからも　なにとぞよろしく　頼んますちゃ

（落語家）

沖藤典子（おきふじ・のりこ）

ノンフィクション作家。北海道大学文学部卒。（株）日本リサーチセンター調査研究部を経て執筆活動へ。NPO法人高齢社会をよくする女性の会副理事長など。著書に『介護保険は老いを守るか』（第八回生協総研賞特別賞受賞）他多数。近著に『老いてわかった!人生の恵み』『北のあけぼの』。

武田邦彦（たけだ・くにひこ）

1943年、東京都生まれ。1962年、都立西高等学校卒業。1966年、東京大学教養学部基礎科学科卒業。同年、旭化成工業に入社。1986年に同社ウラン濃縮研究所長に就任。1993年より芝浦工業大学工学部教授、2002年より名古屋大学大学院教授、2007年より中部大学教授となり、2015年より中部大学特任教授に就任。

テラウチマサト（てらうち・まさと）

写真家。富山県生まれ。出版社を経て1991年写真家として独立。2012年パリ・ユネスコ本部より招聘され、ユネスコ内イルドアクトGにて富士山写真を展示。2015年コロンビア「FOTOGRAFICA BOGOTA 2015」に招聘、講演。2016年、富士山頂、富士宮浅間大社奥宮において奉納個展開催。2014年より富山市政策参与。日本写真家協会会員。

橋本五郎（はしもと・ごろう）

ジャーナリスト、読売新聞特別編集委員。1946年、秋田県生まれ。70年、慶應義塾大学卒業後、読売新聞社に入社。論説委員、政治部長、編集局次長を歴任し、2006年より現職。テレビの情報番組にコメンテーターとして多数出演。2014年度日本記者クラブ賞受賞。著書『範は歴史にあり』『総理の器量』など。

深谷信介（ふかや・しんすけ）

㈱博報堂 博報堂ブランド・イノベーションデザイン副代表、スマート×都市デザイン研究所長。1963年石川県生まれ。慶應義塾大学・東京大学大学院卒。メーカー・シンクタンク等を経て博報堂入社。事業・商品開発等のコンサルティング業務から都市やまちづくりの研究・実践まで丸ごと行う。2015年より富山市政策参与、名古屋大学未来社会創造機構客員准教授なども兼務。

村松友視（むらまつ・ともみ）

1940年、東京生まれ。慶應義塾大学文学部卒業。82年『時代屋の女房』で直木賞、97年『鎌倉のおばさん』で泉鏡花文学賞を受賞。著書に『私、プロレスの味方です』『夢の始末書』『アブサン物語』『百合子さんは何色』『幸田文のマッチ箱』『俵屋の不思議』『金沢の不思議』『老人の極意』『大人の極意』『老人流』など多数。

齋藤愼爾（さいとう・しんじ）

俳人・出版社「深夜叢書社」主宰。1939年生まれ。1958年、山形大学入学、翌年、第8回氷海賞を受賞。1963年、深夜叢書社を設立。1979年に第一句集「夏への扉」を上梓。1983年、寺山修司らとの俳誌「雷帝」を創刊。現在、山形新聞の「俳檀」欄、「てんとう虫」の「俳句倶楽部」欄の選者をはじめ、芝不器男俳句新人賞、俳句四季大賞、蛇笏賞の選考委員。

五大路子（ごだい・みちこ）

横浜夢座座長・女優。神奈川県横浜市出身。桐朋学園演劇科に学び、早稲田小劇場を経て新国劇へ。NHK朝の連続テレビ小説「いちばん星」で主役デビュー。大河ドラマ「独眼竜政宗」、映画「デスノート」等に出演。1999年自身が座長となり横浜夢座を旗揚げ。2012年横浜文化賞受賞。2015年神奈川文化賞受賞。「横浜ローザ」は1996年初演以来、今現在も毎年公演を行っている。

林家木久扇（はやしや・きくおう）

落語家。1937年、東京都生まれ。60年、3代目桂三木助門下入門。没後、61年8代目林家正蔵門下になり、芸名・林家木久蔵となる。72年、真打に昇進。2010年、落語協会相談役に。2007年、親子大賞選考委員会特別賞。日本テレビ「笑点」レギュラー 50年目の最古参。ラーメン事業家、漫画家、作詞家、錦絵作家など、さまざまな分野で活躍。著書も多数。

伊東順二（いとう・じゅんじ）

美術評論家、キュレーター、東京藝術大学特任教授。1953年長崎生まれ。早稲田大学大学院修士課程修了。仏政府給費留学生としてパリ大学に学ぶ。帰国後、アート、音楽、建築、都市計画など分野を超えたプロデュースを多数手がける。1995年ベニスビエンナーレ日本館コミッショナー。前長崎県美術館館長。パリ日本文化会館運営委員。2007年より富山市政策参与。富山市ガラス美術館名誉館長。

河合民子（かわい・たみこ）
作家。1950年、沖縄県那覇市生まれ。愛知大学文学部中退。1993年、『我無蔵泊』（さきがけ文学賞選奨）、同年、『針突をする女』（琉球新報短編小説賞）、2003年『清明の頃』（新沖縄文学賞佳作）、同年、『八月のコスモス』（九州芸術祭文学賞佳作）『詩と批評 KANA』同人。

平松礼二（ひらまつ・れいじ）
日本画家。1941年、東京生まれ。愛知県立旭丘高等学校美術科卒業、愛知大学卒業。高校在学中から横山操に私淑し、師の所属する青龍社展に出品、入賞を重ねる。解散後は創画会を経て無所属。現在鎌倉市在住。

吉崎達彦（よしざき・たつひこ）
双日総合研究所チーフエコノミスト。1960年、富山市生まれ。一橋大学卒業後、日商岩井に入社。米ブルッキングス研究所客員研究員や経済同友会調査役などを歴任。米国政治や外交・安全保障論に強いエコノミストとして知られる。著書に『アメリカの論理』など。大阪経済大学客員教授を兼務。

葉　祥明（よう・しょうめい）
絵本作家・画家・詩人。1946年、熊本生まれ。創作絵本『ぼくのべんちにしろいとり』でデビュー。1990年、創作絵本『風とひょう』でボローニャ国際児童図書展グラフィック賞受賞。1991年、鎌倉市に「北鎌倉葉祥明美術館」、2002年に「葉祥明阿蘇高原絵本美術館」が開館。

西　修一郎（にし・しゅういちろう）
弁護士。1951年、鹿児島市生まれ。ラ・サール高校卒。東京大学法学部卒。1976年東京地裁判事補、1980年静岡地家裁沼津支部判事補、1983年福岡法務局訟務部付検事、1986年東京地裁判事、1988年弁護士登録して現在に至る。労働経済判例速報の「時言」などに執筆。

山内マリコ（やまうち・まりこ）
作家。1980年、富山県生まれ。大阪芸術大学映像学科卒。2008年「女による女のためのR-18文学賞」読者賞を受賞し、2012年『ここは退屈迎えに来て』でデビュー。同作と『アズミ・ハルコは行方不明』が映画化される。主な著書に『あのこは貴族』『メガネと放蕩娘』『選んだ孤独はよい孤独』など。

森　詠（もり・えい）
作家。1941年、東京生まれ。栃木県育ち。東京外国語大学卒。週刊読書人編集者を経て小説家。主な著書に『黒の機関』『振り返れば、風』『夏の旅人』『那珂川青春記』『剣客相談人』『怒涛の世紀』『横浜狼犬』『彷徨う警官』『北風寒九郎』など。『オサムの朝』第十回坪田譲治文学賞。『燃える波涛』第一回日本冒険小説協会大賞。

宮崎　緑（みやざき・みどり）
千葉商科大学教授、国際教養学部長、鶴岡八幡宮総代。鎌倉出身。政府税制調査会や衆議院選挙区画定審議会等、国の政策決定過程に参画。天皇陛下御退位の特例法制定に関する有識者会議や元号選定会議のメンバーをつとめた。NHK「ニュースセンター9時」初の女性ニュースキャスター。

須藤　晃（すどう・あきら）
音楽プロデューサー。1952年、富山県生まれ。東京大学英米文学科卒。CBSソニー（現SME）を経て1996年よりカリントファクトリー主宰。尾崎豊、村下孝蔵、玉置浩二、石崎ひゅーい等の制作パートナーとして言葉（歌詞）にこだわるスタイルでメッセージ性の強い作品を生み出している。現オーバードホール芸術監督。2008年より富山市政策参与。

窪島誠一郎（くぼしま・せいいちろう）
作家、美術評論家、美術館館主。1941年、東京生まれ。79年長野県上田市に「信濃デッサン館」を、97年に戦没画学生慰霊美術館「無言館」を設立。『父への手紙』ほか著書多数。

関口博巨（せきぐち・ひろお）

神奈川大学准教授、同大学日本常民文化研究所所員。1960年、埼玉県生まれ。國學院大學卒業。神奈川大学大学院に進学して網野善彦氏の謦咳に接する。専門は日本近世史。授業では古文書修復実習も担当する。共著書に『海と非農業民』、『村の身分と由緒』、『偽文書・由緒書の世界』など。

甘糟幸子（あまかす・さちこ）

作家。昭和9年、静岡県生まれ。早大露文科中退。週刊誌や女性誌のライターからはじまり植物に関するエッセイを書きはじめる。「野生の食卓」「野草の料理」「花と草木の歳時記」など。いずれも再版を重ねている。「すばる」に小説「楽園後刻」を発表。短篇小説集に「白骨花図鑑」など。

森　雅志（もり・まさし）

富山市長。1952年、富山市生まれ。中央大学法学部卒業後、司法書士事務所を開設。1995年富山県議会議員に初当選。県議会議員2期目途中の2002年1月に旧富山市長に就任。2005年4月の市町村合併に伴い、新富山市の市長に就任。2017年4月4選。現在に至る。

藤崎一郎（ふじさき・いちろう）

北鎌倉女子学園理事長、中曽根平和研究所理事長、日米協会会長。1947年、神奈川県生まれ。外交官として在米大使館公使、北米局長、外務審議官などをつとめ、在ジュネーブ国際機関代表部大使を経て、2008年に駐米特命全権大使となる。

立川志の輔（たてかわ・しのすけ）

落語家。富山県出身。大学卒業後、劇団所属、広告代理店勤務を経て、立川談志門下入門。90年、立川流真打昇進。古典から新作まで、落語に対して様々な表現方法を模索しながら『志の輔らくご』を作り続けている。2019年には、映画「ねことじいちゃん」で初主演をつとめ、役者としての一面も見せている。

笠木和子（かさぎ・かずこ）

画廊オーナー。1928年、横須賀市生まれ。1950年、横須賀の海軍ベース前に肖像画スタジオを開設し、その後「かさぎ画廊」をオープン。1976年、パリ国立ソルボンヌ大学でリトグラフ研修。1979年、鎌倉「かさぎ画廊」オープン。2016年、ニューヨーク日本人倶楽部にて画廊主催の展覧会開催。

中尾實信（なかお・よしのぶ）

医師・作家。1940年、福岡県生まれ。九大医学部卒。京大医学部第一内科医院の後、フロリダ大腫瘍免疫学研究員、神大第三内科助教授、藍野学院短期大学教授、近江温泉病院副院長・同顧問を経て引退。現在は京都総合福祉協会非常勤。著書に編著「内科診断学」、小説に「静かなる崩壊」「花釉」「青春 遠い雪の夜の歌」「晩節の宝石箱」「いのちの螺旋」、歴史小説に「小堀遠州」「小説 森鷗外」「小説 木戸孝允 上下」など。

高橋千劔破（たかはし・ちはや）

作家・評論家。1943年、東京生まれ、埼玉育ち。立教大学日本文学科卒。大衆文学研究賞、埼玉文学賞ほか受賞。現在、日本ペンクラブ副会長をつとめる。埼玉文学賞ほかいくつかの文学賞の選考に携わる。著書に『江戸の旅人』『花鳥風月の日本史』ほか多数。

名取里美（なとり・さとみ）

俳人。1961年生まれ。俳句と随筆に従事。山口青邨、黒田杏子に師事。句集『あかり』により駿河梅花文学大賞。句集『螢の木』『家族』。第一回ラ・メール俳句賞、藍生賞など。共著『鑑賞女性俳句の世界』『東川町 椅子』など。「藍生」所属。NHK学園、朝日カルチャーセンター講師。

服部公一（はっとり・こういち）

作曲家。1933年、山形市生まれ。学習院大学、ミシガン州立大学などで学ぶ。大型の管弦楽曲、合唱曲、ミュージカルから、童謡「アイスクリームのうた」まで、広く作品を書く。エッセイストとして『パパとママの音楽手帖』など多数出版している。東京家政大学、学習院大学で教えたことがある。

制作協力
株式会社池田屋安兵衛商店
石黒龍太郎
株式会社廣貫堂
東亜薬品株式会社
一般社団法人富山県薬業連合会
富山市薬業推進協会
富山スガキ株式会社
富山めぐみ製薬株式会社
中島宏一
養命製薬株式会社
株式会社若林商店
早稲田大学

撮影協力
赤羽仁諭（アーガス フォト スタジオ）
神島秀樹（かみしま写真事務所）
桐沢幸雄（キリサワスタジオ）

資料提供
アメイジングトヤマ写真部
糸魚川市教育委員会
岡山県立博物館
小樽市総合博物館
帯広百年記念館
キョクトウ株式会社
有限会社桂樹舎
廣貫堂資料館
國民製薬株式会社
堺市
堺市博物館
有限会社伸興商会
第一薬品工業株式会社
中央薬品株式会社
中新薬業株式会社
テイカ製薬株式会社
公益社団法人とやま観光推進機構
富山県立図書館
富山市ガラス美術館
富山市郷土博物館
富山市公文書館
富山市売薬資料館
富山市立図書館
とやま土人形工房
富山薬品株式会社
中嶋信行
沼田町
株式会社乃村工藝社
福井県若狭歴史博物館
株式会社富士薬品
古平町教育委員会
朴木立堂
株式会社北陸銀行
北海道開拓の村
北海道博物館
有限会社薬師製薬
渡辺薬品工業株式会社

（敬称略）

富山の置き薬（中）
発行　富山市
編集　伊藤玄二郎©
制作・発売　かまくら春秋社
鎌倉市小町二―一四―七
電話〇四六七（二五）二八六四
印刷　ケイアール
令和二年三月一日　発行

ISBN978-4-7740-0803-5　C0039